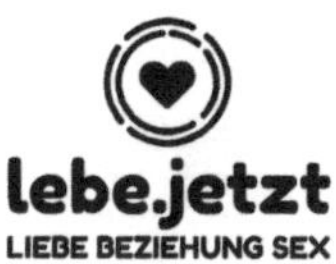
lebe.jetzt
LIEBE BEZIEHUNG SEX

## *Inhalt*

LEBE.JETZT HARDCOVER
BAND 535
1. AUFLAGE: SEPTEMBER 2021

VOLLSTÄNDIGE BUCHAUSGABE
ORIGINALAUSGABE

LEBE.JETZT IST EINE MARKE VON


LEKTORAT:
MARIE GERLICH

UMSCHLAGGESTALTUNG: WWW.HEUBACH-MEDIA.DE
GESETZT IN DER TRAJAN PRO,
ADOBE GARAMOND PRO & CORPORATE S

PRINTED IN GERMANY
ISBN 978-3-96641-863-8
WWW.BLUE-PANTHER-BOOKS.DE

Arne Hoffmann

# Vorspiel

Du wirst das Vorspiel
mit anderen Augen sehen ...

Erotik-Ratgeber

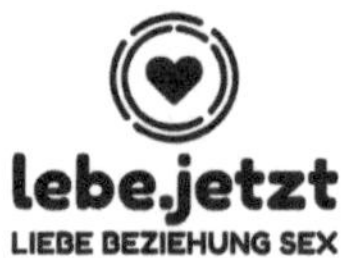

## *Vorwort*

Ist das Vorspiel für dich ein wichtiger Teil der sexuellen Begegnung? Oder würdest du es – ähnlich wie dieses Vorwort – am liebsten überspringen, um endlich mit der Hauptsache loszulegen?

Es gibt Menschen, die das Vorspiel so langweilig finden, dass sie es gern so schnell wie möglich hinter sich bringen möchten, damit es mit dem wirklich heißen Sex schnell zur Sache geht. Im Verlauf dieses Ratgebers wirst du lernen, warum diese Einstellung häufig dazu führt, dass dieser Sex weniger geil und weniger erfüllend wird, als er sein könnte.

Das Problem bei dieser Argumentation ist allerdings, dass sie das Vorspiel zu einem Mittel zum Zweck macht, fast schon einer Art notwendigem Übel: ähnlich wie wenn man als Kind Gemüse essen musste, das einem nicht schmeckte, um groß und stark zu werden. Das kann aber nicht der Sinn von Sex und Erotik sein. Sex und Erotik sollten ein lustvolles Vergnügen sein – also auch das Vorspiel. Wenn du dieses bisher eher langweilig gefunden hast, dann vermutlich nur deshalb, weil du den Weg noch nicht gefunden hast, der es speziell für dich großartig macht. Vielleicht spulst du sogar routinemäßig mehr oder weniger immer die gleichen Aktionen ab. Dann wäre es kein Wunder, dass dich das Vorspiel anödet.

Dieser Ratgeber wird dir zahlreiche pfiffige Tipps und Ideen verraten, mit denen du dein Vorspiel aufpeppen kannst. Aus all diesen Anregungen brauchst du nur noch auszuwählen, welche davon deiner Vorstellung von einem wirklich tollen Vorspiel am ehesten entsprechen. So kannst du gemeinsam mit deinem Partner eine ganz persönliche Art des Vorspiels entwickeln, das euren Wünschen und Bedürfnissen wirklich gerecht wird.

Wenn du einen Ratgeber zum Thema Vorspiel gekauft hast, stehen die Chancen allerdings gut, dass dir dieser Teil des sexuellen Abenteuers ohnehin schon wichtig ist. Dann wirst du umso mehr mit den Anregungen und Informationen anfangen können, die in den folgenden Kapiteln auf dich warten. Das Inhaltsverzeichnis dieses Buches verrät ja schon, in welchen Bereichen du dir neue Finessen aneignen kannst.

Einige wenige Aspekte des Vorspiels müssen wir in diesem Buch allerdings ausklammern. Zum Thema »erotische Massage« etwa gibt es von mir schon einen eigenen Ratgeber in dieser Reihe, zum Thema »Striptease« möchte ich gern noch einen schreiben. Es macht wenig Sinn für mich, in einem Ratgeber mehr als unbedingt nötig Inhalte zu wiederholen, die du schon in anderen Büchern von mir finden kannst.

Ich wünsche dir, dass dir dieser Ratgeber hilft, euer Vorspiel ebenso atemberaubend und berauschend werden zu lassen wie den Sex danach. Auf dass dein Partner dadurch zu Wachs in deinen Händen wird!

## *Kann man das Vorspiel nicht einfach überspringen?*

Diese Frage lässt sich mit einem Satz beantworten: Selbstverständlich kann man das. Jeder sollte auf die Weise Sex haben, die allen Beteiligten Spaß macht. Auch ein Quickie kann außerordentlich lustvoll und befriedigend sein.

Formulieren wir diese Frage also ein wenig um: Nimmt man sich selbst viele Chancen, zu großer Lust und Verbundenheit mit seinem Partner zu gelangen, wenn man auf das Vorspiel gewohnheitsmäßig verzichtet?

Hier sehen die Dinge schon ganz anders aus. Das ermittelte die Medizinerin Adena Galinsky von der University of Chicago, indem sie mehr als 1300 sexuell aktive Teilnehmende im höheren Erwachsenenalter ebenso nach ihren Gewohnheiten befragte, was sexuelle Berührungen anging, wie nach dem Grad und der Häufigkeit ihrer sexuellen Erregung, Erektionen und Orgasmen. Hier zeigte sich, dass Störungen in den letztgenannten Bereichen sehr viel häufiger waren (doppelt so häufig bei Frauen und dreimal so häufig bei

Männern), wenn das Vorspiel wegfiel. Der Unterschied blieb auch dann noch deutlich, als Galinsky alle anderen möglichen Einflüsse wie körperliche Gesundheit, Stress und Alter herausrechnete.[1] In einer weiteren Studie berichteten Paare, die den Geschlechtsverkehr mit mindestens sechs Minuten Vorspiel einleiteten, häufiger darüber, sich »sexuell sehr befriedigt« zu fühlen.[2] Ein zärtliches Vorspiel und eine problemfreie Sexualität gehen offenbar miteinander einher.

Dieser Zusammenhang leuchtet ein. Das Vorspiel bietet nämlich derart viele Vorzüge, dass man sich mit dem Verzicht darauf der vielleicht besten Gelegenheit berauben würde, den Sex so großartig zu machen, wie er nur sein kann. Schauen wir uns einige dieser Vorzüge näher an:

- Das Vorspiel ist eine ideale Gelegenheit, deinen Partner im erotischen Bereich noch besser kennenzulernen, indem du seine Reaktionen auf deine Liebkosungen genau beobachtest. Ihm geht es mit dir genauso. So könnt ihr bald immer besser einschätzen, womit ihr eurem Partner die größte Lust bereitet.

- Dadurch entsteht zwischen euch auch eine besondere Nähe und ein Gefühl tiefer Verbundenheit. Je mehr ein Partner dem anderen zeigt, wie wichtig es für ihn ist, seinem Lover höchste Lust zu bereiten, desto mehr wird er von diesem Partner wertgeschätzt. Eure Beziehung kann dadurch stärker und stabiler werden. Auch unabhängig vom Sex, der auf ein Vorspiel folgen kann, ist es eine wunderbare Möglichkeit, seinem Partner zu zeigen, wie sehr man ihn liebt.

- Das Vorspiel bietet mehr noch als der Geschlechtsverkehr selbst Gelegenheit für die unterschiedlichsten Experimente mit neuen Toys und kreativen Praktiken, womit ihr euren erotischen Horizont deutlich erweitern könnt. Beim Vorspiel wird eure erotische Kreativität besonders stark angeregt.

- Vor allem bei Frauen dauert es oft ein wenig länger, bis sie wirklich in Fahrt geraten. Grob vereinfacht gesagt, besteht bei Männern zu Beginn einer erotischen Begegnung ein bestimmtes sexuelles Begehren, woraufhin sie entsprechend handeln, während sich dieser Prozess bei Frauen häufig umgekehrt abspielt: Zuerst findet eine bestimmte Handlung statt und diese Aktivität facht ihre Lust erst an. Deshalb vergrößert ein Vorspiel bei vielen Frauen die Chance auf einen Orgasmus.

- Bei beiden Geschlechtern dient ein Vorspiel dazu, die kommende Ekstase vorzubereiten. Das geschieht einmal auf körperlicher Ebene: Die Genitalien und die entsprechenden Nervenbahnen können sich auf das einstellen, was gleich auf sie zukommt. Atem und Herzschlag beschleunigen sich. Hormone werden ausgeschüttet. Frauen werden feuchter, ihre Klitoris wagt sich unter ihrem schützenden Häubchen hervor. Die männliche Erektion wird stärker. Du hast die nötige Zeit, um bewusst wahrzunehmen, was du körperlich empfindest. Untrennbar damit verbunden ist die emotionale Ebene: Das Vorspiel dient dazu, den Alltag und ablenkende Gedanken hinter sich zu lassen, sich zu entspannen, zu spüren, dass man sich in den Armen seines Partners in einem geschützten Raum befindet, in dem man seine Hemmungen überwinden kann.[3]

- Da das Vorspiel vor allem Frauen hilft, zur Ekstase zu gelangen, macht es auch einen gleichzeitigen, gemeinsamen Orgasmus wahrscheinlicher. Das kann ebenfalls dazu führen, dass ihr eine starke Verbundenheit zueinander fühlt.

- Beim Vorspiel selbst geht es aber gerade nicht um den Orgasmus. Deshalb gibt es in dieser Phase auch weniger Zweifel, was die eigene »Leistung« im Bett angeht. Niemand braucht sich jetzt schon darum zu sorgen, ob er oder sie auch feucht, hart, eng, schnell, langsam oder ausdauernd genug ist.

- Partner, die sich gerade erst kennenlernen, können in einem Vorspiel, bei dem es noch nicht zum Sex kommt (mitunter auch als

»Petting« und »Necking« bezeichnet), herausfinden, ob sie in erotischer Hinsicht überhaupt zueinander passen und was sie vom gemeinsamen Sex erwarten dürfen.

Wir erwarten im Bett nicht nur sexuelle Ekstase, sondern auch das Gefühl von Akzeptanz und Zugehörigkeit, erklärt der Psychologe Oskar Holzberg – und dazu brauche es mehr als die geschickte Beherrschung erotischer Techniken. In diesem Zusammenhang zitiert Holzberg den amerikanischen Sexualtherapeuten David Schnarch: *»Seine These: Wirklich intim miteinander sind wir keineswegs beim eigentlichen Sex, sondern bei dem, was wir vorher tun. Beim Vorspiel. Paare, so seine Diagnose, fliehen regelrecht in den Koitus, wenn sie drohen, einander zu nahe zu kommen. Sie wechseln zum Koitus, weil sie darüber die Intimität des Vorspiels unbewusst wieder auf ein für sie erträgliches Maß herunter regulieren können. Bei Menschen mit Beziehungsangst kann das Vorspiel richtiges Unbehagen auslösen.«*[4]

Auch der Professor für Psychologie Noam Shpancer spricht über solche inneren Vorgänge, die einen Menschen dazu treiben können, das Vorspiel lieber zu überspringen:

*»Die Angst vor Intimität kann dazu führen, dass wir versuchen, die Dinge schnell, leise und im Dunkeln hinter uns zu bringen. Hinzu kommt, dass viele Menschen ihre ersten und frühen sexuellen Erfahrungen im Verborgenen, mit Schuldgefühlen und Angstzuständen gemacht haben, die einer verweilenden, aufmerksamen erotischen Erkundung unwirtlich sind. Frühe Erfahrungen fixieren manchmal Verhaltensmuster für die Zukunft.«*[5]

Für viele andere stellt das Vorspiel eine beglückende Erfahrung dar:

*»Beim Vorspiel können wir spielen, ausprobieren, die Rollen wechseln. Wir schauen uns in die Augen, wir spüren in uns hinein. Wir fühlen, wo wir dem anderen misstrauen, wo wir uns selbst nicht trauen, gehemmt sind, Zurückweisung fürchten. Verstehen wir die Bedürfnisse des anderen, wagen wir, die eigenen zu zeigen? Was die amerikanische Paarexpertin Dr. Pepper Schwartz zu der bissigen Bemerkung veranlasst: Das Vorspiel ist das, was passiert, bevor dich dein Partner vergisst.«*[6]

Man kann das Vorspiel also durchaus überspringen, wenn es partout nicht zu den eigenen sexuellen Vorlieben passt oder die Situation, in der man sich gerade befindet, eher für schnellen Sex geeignet erscheint. Niemand sollte sich zu Handlungen zwingen, die er als unpassend oder unangenehm empfindet. Aber im Laufe der Zeit, warnt Professor Shpancer:

*»könnte die Vernachlässigung sexueller Berührungen als Lebensgewohnheit ähnlich sein wie der Verzicht auf die Gewohnheiten des Kochens, Einrichtens, Servierens und Genießens einer guten Mahlzeit für eine konstante Diät von Junkfood, das im Schnellimbiss aus der Durchfahrt geholt wird. Wir werden vielleicht nicht verhungern, aber unsere Gesundheit wird abnehmen, ebenso wie das Gefühl, vollständig gelebt und geliebt zu haben.«*[7]

## *Was genau meinen wir mit »Vorspiel« eigentlich?*

Im letzten Kapitel habe ich erwähnt, dass jedes Paar seine eigenen Vorspielregeln festlegen kann. Allerdings haben wir noch nicht geklärt, was der Begriff Vorspiel eigentlich genau bedeutet. Wie wir gleich sehen werden, handelt es sich dabei um keine rein theoretische Frage. Was genau man sich unter Vorspiel vorstellt, beeinflusst stattdessen stark, wie man diesen Teil der erotischen Begegnung gestaltet.

Trotzdem wären wohl die meisten Menschen verblüfft, dass man ihnen diese Frage überhaupt stellt. Ihre spontane Antwort würde etwa folgendermaßen lauten: »Vorspiel sind erotische Aktivitäten, die unmittelbar vor dem Sex stattfinden und diesen Sex einleiten. Damit bringt man sich entsprechend in Stimmung.« Vielleicht würden manche eine etwas andere Formulierung wählen, aber der Inhalt wäre sehr ähnlich.

Wer so denkt, merkt oft gar nicht, dass er eine sehr enge Definition von Vorspiel verwendet. Schauen wir uns einmal drei Möglichkeiten an, von dieser Definition abzuweichen:

- Ein Paar widmet sich dem gemeinsamen Vorspiel. Dabei kommt einer der beiden zum Orgasmus oder der Sex danach fällt aus irgendwelchen Gründen überraschend weg. Handelt es sich dann um kein Vorspiel mehr? Im vorigen Kapitel hatte ich ja schon Petting und Necking als »Vorspiel ohne Sex danach« bezeichnet. Macht man die erotischen Vergnügungen des Vorspiels nicht unnötig klein, wenn man sie nur als Weg hin zum »eigentlichen« Sex betrachtet?

- Der Sexualpsychologe Michael Castleman erklärt, warum er den Begriff Vorspiel problematisch findet: *»Es geht von einem linearen Liebesspiel aus: zuerst A, dann B, dann Geschlechtsverkehr, gefolgt (hoffentlich) von einem Orgasmus, und dann ist der Sex vorbei. Tatsächlich ist das befriedigendste Liebesspiel nichtlinear und köstlich unberechenbar. Geschlechtsverkehr gehört sicherlich dazu. Aber kein Gesetz besagt, dass Geschlechtsverkehr der Höhepunkt des Liebeslebens ist oder sein sollte. Liebende können sich küssen und kuscheln, sich dann eine Weile massieren, dann noch etwas mehr küssen und kuscheln, dann vielleicht ein orales Spiel genießen, dann vielleicht etwas Geschlechtsverkehr, und danach noch mehr Massage, oral, mit den Fingern, und dann vielleicht noch mehr Massage, bis zum Or-*

*gasmus, der mit oder ohne Geschlechtsverkehr enden kann. Beim großartigen Sex kommt nichts vor allem anderen. Deshalb verwende ich den Begriff ›Vorspiel‹ nicht. Ich bevorzuge ›Liebesspiel‹ oder ›erotische Berührung‹.«*[8]

- Mehrere Fachleute schließlich weisen darauf hin, dass Vorspiel nicht erst unmittelbar vor dem Geschlechtsverkehr stattfindet, sondern lange davor. Dem Paarberater Jordan Gray zufolge sickert es in jeden Bereich des Alltags hinein: von Komplimenten und Berührungen über die Art, wie man das gemeinsame Zuhause gestaltet bis zum Planen von Verabredungen.[9] Der Sexualforscherin Jill McDevitt zufolge ließe sich das Vorspiel deshalb eher definieren als *»jede körperliche oder intime Begegnung, die Sie nicht mit einem Familienmitglied machen würden und die als eigenständige sexuelle Handlung genossen werden kann, ohne Sprungbrett zu etwas ›Mehr‹ zu sein«*[10].

Damit würde das Vorspiel vom gemeinsamen Restaurantbesuch bis zum Sexting ein viel größeres Spektrum umfassen, als viele sich unter diesem Begriff vorstellen. In einer solchen weiten Auslegung gehört jede erotische Handlung zum Vorspiel, die seit dem letzten Geschlechtsverkehr stattgefunden hat: selbst ein darauf folgender Zungenkuss zum Abschied. Sepp Herbergers alte Fußballer-Weisheit »Nach dem Spiel ist vor dem Spiel« lässt sich problemlos auf den zwischenmenschlichen Intimbereich übertragen.

Der New Yorker Sexualtherapeut Ian Kerner sieht als Ursache für fehlende Lust bei Männern ihre Geringschätzung des Vorspiels. Es werde Zeit, eine neue, gesündere Form der Sexualität zu entwickeln. »Solange der Schwerpunkt nur auf dem Geschlechtsverkehr liegt«, erklärt Kerner, »wird Sex zwangsläufig zu einer unkreativen, todlangweiligen Routine.«[11] In Wahrheit geht Sexualität aber weit über den reinen Geschlechtsverkehr hinaus und umfasst vieles, was vor und nach der Begegnung im Bett stattfindet:

*»Das Vorspiel findet außerhalb des Schlafzimmers statt. Und noch einmal: Das Vorspiel findet*

*außerhalb des Schlafzimmers statt (oder wo auch immer Sie sich sonst Lust bereiten). All das wilde Küssen, Streicheln, Sich-die-Kleider-vom-Leib-Reißen, Einander-Knabbern, Necken und Saugen hat mit dem Vorspiel nicht das Geringste zu tun. Das ist das Hauptspiel.«*[12]

Ganz so weit geht dieser Ratgeber nicht. Erotische Berührungen machen seinen Schwerpunkt aus – schon weil es das ist, was die meisten Menschen unter Vorspiel verstehen. Aber man vergibt sich nichts, wenn man seinen Blick ein wenig erweitert und akzeptiert, dass viele andere Aspekte ebenfalls zum Vorspiel gehören können:

- Du steckst deinem Partner, bevor er morgens zur Arbeit geht, einen kurzen Liebesbrief zu, der einen unvergesslichen Feierabend verspricht – und vielleicht sogar ein aufreizendes Dessous, das ihn über den Tag hinweg immer wieder daran erinnern soll, was auf ihn wartet.

- Du bringst ihn mit einem heißen Anruf oder einer Kurznachricht gegen Mittag schon mal zum Vorglühen.

- Ihr geht zusammen tanzen, spazieren oder macht gemeinsam Sport, wobei ihr immer wieder dafür sorgt, dass ein Partner den Körper des anderen spüren kann und sich erotische Spannung zwischen euch beiden aufbaut. Vielleicht flüsterst du deinem Liebsten dabei auch unanständige Dinge ins Ohr.

- Ihr geht zusammen ins Kino, wobei einer von euch seiner Partnerin unter die Bluse oder unter den Rock fasst, damit ihr in Stimmung kommt und es gar nicht mehr abwarten könnt, nach Hause zu kommen.

Wenn ihr immer wieder an solche Dinge denkt, erschafft ihr damit ein Vorspiel, das länger dauert als ein paar Minuten und stattdessen euren ganzen Tag durchzieht.

Einige konkrete Tipps zu verschiedenen Aktionen wirst du in den folgenden Kapiteln finden. Aber zuerst möchte ich mich noch einer anderen Frage widmen, die in diesem Zusammenhang immer wieder zum Thema wird.

## *Wie bekommt man einen Mann dazu, sich einem längeren Vorspiel zu widmen?*

Bei der Recherche für diesen Ratgeber bin ich auf Dutzende von Beiträgen gestoßen, die vor allem Männer ermahnen, sich für das Vorspiel mehr Zeit zu nehmen, weil es für das Lustempfinden der Frau sehr wichtig ist. Offenbar ist es für viele Frauen unschön, wenn Männer hier zu ungeduldig sind. Als Frauen in einer Umfrage beantworten sollten, welchem Teil ihrer Beziehung ihr Partner mehr Aufmerksamkeit widmen sollte, entschieden sich 65 Prozent von ihnen für das Vorspiel – und nur vier Prozent für den Orgasmus.[13] Das mag überraschen, lässt sich aber gut dadurch erklären, dass Frauen viel Zärtlichkeit benötigen, um überhaupt feucht genug für den Geschlechtsverkehr zu werden. Eine männliche Erektion stellt sich im Normalfall viel leichter ein.

Damit ist schon mal ein Grund dafür genannt, warum für viele Männer das Vorspiel weniger wichtig sein könnte als für viele Frauen. Eine andere Ursache könnte dem Psychologen Noam Shpancer zufolge darin bestehen, dass beide Geschlechter bestimmten Rollenerwartungen gerecht werden möchten:

*»Im sexuellen Bewusstsein vieler Männer kann die sexuelle Berührung als Zeitverschwendung, als Ablenkung vom Hauptziel betrachtet werden. Der Grund dafür liegt wahrscheinlich darin, dass das traditionelle männliche Sexualskript die Rolle des Mannes als Initiator betont, der das Geschäft abschließt. Das Verbringen von Zeit mit Liebkosungen und Küssen wird in diesem Zusammenhang als weniger männlich und daher weniger erwünscht angesehen. Viele Frauen sind ihrerseits noch immer in weiblichen Stereotypen der Vergangenheit gefangen, die sie zu Passivität und Stille zwingen und sie daran hindern, ihre sexuellen Rechte einzufordern, selbstbewusst zu handeln und ihre eigenen Wünsche und Vorlieben im Bett klar und ohne sich dafür zu entschuldigen zum Ausdruck zu bringen.«*[14]

Einen ähnlichen Prozess vermutet eine anonyme Sexualberaterin auf der Website von RTL. Ihr zufolge *»steckt hinter dem geheimen männlichen Wunsch nach Sex ohne Anwärmphase nicht das Tier im Mann, sondern etwas zutiefst Rührendes und Menschliches. Nämlich die Angst, nicht geliebt zu* *werden. Männer wollen, dass Frauen gleich zur Sache kommen wollen, weil nichts ihnen deutlicher signalisiert: Ich bin gut. Sie will mich. Jetzt und auf der Stelle. Sie liebt mich! Das ist der Beweis! Kein Wunder, dass Männer keinen gesteigerten Wert auf lange Vorspiele legen. Sie sind der Abgesang unserer Liebe für sie.«*[15]

Der Psychiater und Sex-Experte Mark Epstein vermutet, dass Männer aus einem ganz anderen Grund das Vorspiel lieber überspringen: Sie haben Angst, glaubt Epstein, dass ihre Erektion wieder nachlässt, und diese Sorge beginnt einen immer größeren Teil ihres Denkens einzunehmen, je länger das Vorspiel dauert. Also nehmen sie entweder Medikamente wie Viagra oder verkürzen das Vorspiel stark – manchmal tun sie beides.[16]

Nun sind das alles mehr oder weniger nachvollziehbare Spekulationen, aber keine handfesten wissenschaftlichen Studien. Wir müssen hier also etwas tiefer graben. Dabei könnten wir etwas Überraschendes feststellen: nämlich dass wir es vielleicht sind, die auf unsere eigenen Geschlechterklischees hereinfallen. Wir könnten uns nämlich auch fragen: Stimmt es denn überhaupt, dass insgesamt so viel mehr Männer als Frauen das Vorspiel ablehnen? Die Erkenntnisse der Sexualwissenschaft dürften manchen verblüffen:

- Für eine Studie, die in der Fachzeitschrift *Journal of Sex Research* veröffentlicht wurde, befragten die Forscher 152 heterosexuelle Paare, wie viel Zeit sie mit Vorspiel verbrachten und wie viel Zeit sie idealerweise mit diesen Aktivitäten verbringen wollten. Die Frauen sagten, sie wollten durchschnittlich 19 Minuten im Vorspiel verbringen, und verbrachten tatsächlich 11 Minuten damit. Die Männer sagten, sie wollten durchschnittlich 18 Minuten Vorspiel, und verbrachten tatsächlich 13 Minuten damit. Die Wünsche beider Geschlechter lagen hier also viel näher, als es in weit verbreiteten Klischees dargestellt wird. Bei beiden Geschlechtern hing die Einstellung dazu, wie lange ein Vorspiel dauern sollte, mehr mit ihren eigenen Vorurteilen zusammen als davon, was tatsächlich den Wünschen ihres Partners entsprach.[17]

- In einer weltweiten Studie, die etwa 12.000 Personen aus 27 Ländern von sechs Kontinenten umfasste, bewerteten 63 Prozent der Männer und 60 Prozent der Frauen das Vorspiel als »sehr wichtig«.[18]

- Das Dating-Portal LoveScout24 ließ das Marktforschungsunternehmen GfK insgesamt tausend Menschen in Deutschland zu ihren sexuellen Vorlieben befragen. 47 Prozent der Frauen und 56 Prozent der Männer bejahten die Aussage »Streicheln gehört für mich zum Sex dazu.« 43 Prozent der befragten Männer, aber nur 36 Prozent der befragten Frauen erklärten, dass ein zärtliches Vorspiel für sie beim Sex wichtig sei.[19]

- Ein anderes Dating-Portal, ElitePartner, ließ ebenfalls eine Sex-Studie durchführen. Hier befanden 31 Prozent der Männer und 23 Prozent der Frauen, dass ihnen ein ausgiebiges Vorspiel wichtig sei.[20]

Welche Schlussfolgerungen lässt dies also zu, um die Frage zu beantworten, mit der dieses Kapitel überschrieben ist?

- Der zentrale Ratschlag ist derjenige, den ich schon in etlichen Büchern in den unterschiedlichsten Zusammenhängen gegeben habe: Wirf beliebte Klischees à la »Frauen sind so, Männer sind so« über Bord. Sehr oft handelt es sich dabei um wilde Spekulationen und Vorurteile. Aber selbst wenn diese Vermutungen im Durchschnitt stimmen würden, helfen sie dir nur wenig dabei, dich zu orientieren. Am besten ist es herauszufinden, was der Mensch möchte, mit dem du ins Bett gehst, und das bedeutet, ihn gezielt nach seinen Wünschen und Bedürfnissen zu fragen. Dabei kann sich leicht herausstellen, dass sie deinen eigenen Wünschen und Bedürfnissen sehr ähnlich sind.

- Umgekehrt gilt: Ob du eine Frau oder ein Mann bist – es bringt dich und deine Partnerschaft meistens weiter, wenn du deine eigenen Wünsche klar und deutlich äußerst.

- Die Angst, durch ein längeres Vorspiel seine Erektion zu verlieren, dürfte in den meisten Fällen unbegründet sein. Das ermittelte die bereits im ersten Kapitel dieses Buches erwähnte Studie der Universität Chicago: Verglichen mit Männern, die sich üblicherweise einem ausgedehnten Vorspiel hingaben, berichteten diejenigen, die dies selten oder nie taten, 2,4-mal häufiger über Erektionsprobleme. Sie berichteten auch 2,2-mal häufiger über Probleme mit der Erregung, der Ejakulation und dem Orgasmus sowie 5-mal häufiger über unangenehmen Sex. Außerdem stieg mit zunehmender Dauer des Vorspiels die Beziehungszufriedenheit sowohl bei Männern als auch bei Frauen.[21]

Grund genug, sich zu überlegen, wie man aus dem Vorspiel eine wirklich prickelnde Angelegenheit machen kann. Darum wird es in den restlichen Kapiteln dieses Ratgebers gehen.

## *Wie kannst du euer Vorspiel generell verbessern?*

In diesem Kapitel habe ich ein paar Ideen und Vorschläge zusammengestellt, die euer Vorspiel reizvoller machen könnten. Wie in allen meinen Ratgebern handelt es sich hier um eine Art Speisekarte: Ihr solltet euch also nicht gedrängt fühlen, all diese Anregungen aufzunehmen, sondern nur diejenigen, die zu euren Vorlieben und eurer Situation passen. Menschen sind nun mal unterschiedlich und es gibt kaum Sex-Tipps, die für jeden gleichermaßen gut geeignet sind.

### Grundsätzliche Ratschläge

- Sex ist keine Anordnung von Aktionen, die du in der richtigen Reihenfolge abhaken musst. Trotz des Begriffs Vorspiel gehören viele der in diesem Buch aufgeführten Handlungen nicht zu einem Stadium, das unweigerlich vor dem »eigentlichen Sex« stattfindet. Ihr könnt Oralsex, Geschlechtsverkehr und andere Liebkosungen problemlos mixen, wie immer es euch gerade gefällt.

- Spule die Tipps, die du in diesem Ratgeber findest, nicht routinemäßig ab, sondern achte jedes Mal darauf, was deinem jeweiligen Partner in welcher Form am besten gefällt, und passe die Art, wie du ihn verwöhnst, entsprechend an. Gehe nach dem Sex ruhig noch einmal gedanklich durch, worauf dein Partner besonders toll reagiert hat und worauf mit weniger Begeisterung.

- Andererseits bist du kein reiner Wunscherfüller. Wenn dir das, was du tust, nicht auch selbst Spaß macht, sondern eher eine Pflichtübung darstellt, merkt das dein Partner irgendwann. Vergiss also nicht, darauf zu achten, wie es dir selbst gerade geht und ob deine eigenen Bedürfnisse erfüllt werden. Wenn dich selbst scharfmacht, was du tust, springt deine Lust mit hoher Wahrscheinlichkeit auf deinen Partner über.

- Vor allem wenn wir erregt sind, legen wir oft automatisch an Tempo zu. Es tut einem langsamen, sinnlichen Vorspiel allerdings

noch gar keine Gedanken gemacht hat. Jeder sollte dem anderen erst einmal zuhören, ohne bestimmte Ideen abzuwehren. So gelingt es euch am besten, kreativ und offen zu sein und Hemmungen zu überwinden. Zuletzt solltet ihr euch auf jene Einfälle einigen, die euch beiden zusagen.

- Gestaltet gemeinsam (zum Beispiel auf Spotify) eine Playlist mit heißen Songs, die bei einem anregenden Vorspiel auf keinen Fall fehlen sollten. Sprecht darüber, warum genau euch ein spezieller Song scharfmacht. Auch dadurch könnt ihr viel darüber erfahren, was den anderen in Stimmung bringt. Immer wenn ihr in Zukunft einen dieser Songs bewusst abspielt oder zufällig hört, werden in euch erneut erotische Gedanken und Gefühle aufflackern.

**Beginn eures Vorspiels in der Öffentlichkeit**

- Wenn ihr zusammen ausgeht, wählt gezielt einen Ort, an dem ihr miteinander tanzen könnt. Kommt euch beim Tanz immer näher, geht miteinander auf Tuchfühlung, drängt eure Körper gegeneinander. Macht die anderen Tänzer ruhig neidisch auf euch. Vielleicht möchte die Partnerin sich auch mit dem Rücken zu ihrem Partner drehen und sich dann dicht vor ihm auf und ab bewegen, wobei sie immer wieder mit ihrem Hintern an seinem Schoß entlangreibt.

- Besucht einen Ort, der euch auf angenehme Weise an eine frühere Phase eurer Beziehung erinnert, und findet heraus, wie es ist, romantische und sexuelle Gefühle miteinander zu verquicken.

- Stöhne leise den Namen deines Partners, wenn er dich berührt.

- Flüstere liebevolle und/oder versaute Worte in sein Ohr. Am effektivsten ist dies, wenn es unerwartet kommt und wenn dein Partner nicht sofort darauf reagieren kann, wie er gern möchte – zum Beispiel weil ihr unter Leuten seid.

- Viele Paare schauen sich nach einiger Zeit kaum noch intensiv in die Augen. Dabei kann auch das, vor allem wenn es von einem passenden Lächeln begleitet wird, eine geeignete Methode sein, den Sex schon vorzubereiten, obwohl man noch weit vom Bett entfernt ist.

- Für manchen mag es sich trivial oder zu sehr nach verliebten Teenagern anhören, aber probiert es ruhig mal wieder mit Händchenhalten. Das reduziert nachweislich Stress, führt zu einem stärkeren Gefühl der Verbundenheit und regt das »Kuschelhormon« Oxytocin an.[22]

- Küsse die Hand deines Partners. Umspiele dann einen seiner Finger mit deiner Zunge, als wolltest du damit zeigen, dass du gern genauso in seinem Schoß aktiv werden möchtest.

- Umarme deinen Partner von hinten. Lass deine Hand dann zu seinem Schoß herabwandern, um dort ein wenig herumzuspielen.

- Lass deinem Partner immer wieder überraschende kleine Zärtlichkeiten zukommen, wenn ihr zusammen unterwegs seid: Küsse ihn flüchtig. Nimm ihn in den Arm. Massiere seinen Nacken. Zwicke ihn in den Hintern. Kitzle ihn. Fahre mit deiner Hand wie zufällig über seinen Schoß. Nimm seine Hand und leg sie auf dein Bein. Fahre mit deinen Händen unter sein Hemd und kratze mit deinen Fingernägeln über seinen Rücken.

- Besuche mit deinem Partner ein Restaurant. Lass unter dem Tisch deine Hand oder deinen Fuß zwischen seine Beine gleiten. Erregt zu werden, ohne dieser Erregung sofort nachgeben zu können, lässt die Lust oft besonders stark werden.

- Geht zusammen Unterwäsche einkaufen und vielleicht auch anprobieren, wobei einer von euch beurteilt, ob dem anderen diese Wäsche auch steht. Vorher solltet ihr ein Geschäft finden, wo das problemlos möglich ist. Auch Sextoys in einem Erotik-Shop zu kaufen, ist zu zweit anregender als allein.

- Besorgt euch einen ferngesteuerten Vibrator oder ein vibrierendes Höschen. Macht einen kleinen Stadtbummel oder anderen Ausflug, bei dem einer von euch das Sextoy trägt und der andere mit der Fernbedienung spielen darf. Ihr könnt auch einen kleinen Wettkampf daraus machen, indem ein Partner den anderen so zum Orgasmus zu bringen versucht, dass Außenstehende das mitbekommen, während der solchermaßen stimulierte Partner seine wachsende Lust so gut verbergen muss wie möglich.

- Wie wäre es mit einem kleinen Rollenspiel, bei dem ihr so tut, als ob ihr zwei Fremde seid, die sich zum ersten Mal in einer Bar treffen, Gefallen aneinander finden, flirten und schließlich auf Tuchfühlung gehen? Verdatterte Reaktionen von anderen Gästen der Bar gibt es oft als Bonus. Eure Wirkung auf euren Partner könnt ihr verstärken, indem ihr euch ohne sein Wissen etwas besorgt und anzieht, worin ihr besonders scharf ausseht.

- Ihr könnt euch auch, wenn ihr abends im Club seid, auf einen anderen Gast einigen, den ihr für einen Dreier mit nach Hause nehmen würdet. Tatsächlich begleitet euch dann aber nicht dieser nichts ahnende Fremde, sondern eure heiße Fantasie, es auf diese Weise zu tun.

- Geht euch bereits auf dem Nachhauseweg an die Wäsche, kurz bevor ihr in eurer Wohnung angekommen seid, zum Beispiel noch im Auto, sobald ihr in der Garage steht, oder im Treppenhaus.

**Der Übergang vom Alltag zum Sex**

- Entwickelt ein bestimmtes »Ritual«, also

eine feststehende Handlung, mit der ihr den Alltag und die damit verbundenen Sorgen abschüttelt und euer Denken auf Erotik und Zweisamkeit umschaltet. Beispielsweise könntet ihr dazu bestimmte Musik hören, vielleicht dazu tanzen, euch sinnlichere Kleidung anziehen oder gemeinsam eine Kleinigkeit zu essen machen. Wenn euch dazu die Zeit fehlt, reicht schon eine schnell durchführbare Handlung wie das Aushängen des Telefons, damit ihr kurzzeitig nicht erreichbar seid. Damit schottet ihr euch von der Außenwelt ab und unterstreicht, dass ihr jetzt erst mal nur euch selbst gehört.

- Springt zusammen unter die Dusche und seift einander ein, um euch in Stimmung zu bringen und vielleicht schon mit dem Sex zu beginnen. Wie Sex unter der Dusche besonders toll wird, erkläre ich ausführlich in meinem Ratgeber »Quickies«.

- Besorgt euch ein Sexspiel (zum Beispiel bei Amazon leicht unter diesem Suchbegriff zu finden), um euch auf erotische Gedanken zu bringen. Ihr könnt auch ein normales Spiel zu einem Sexspiel umgestalten, indem der Verlierer jeder Runde ein Kleidungsstück ablegen oder eine sexuelle Dienstleistung wie z. B. eine Fußmassage verrichten darf.

- Bei dem Spiel »Der Erste, der aufgibt« zieht ihr euch beide bis auf die Unterwäsche aus. Jetzt versucht jeder von euch den anderen dazu zu bringen, als Erstes zum Sex überzugehen. Jedem von euch stehen sämtliche Methoden zur Verfügung, die ihm in den Kopf kommen, um den anderen so scharfzumachen, dass er es nicht mehr aushält. Auf diese Weise entsteht zwischen euch eine immer stärkere lustvolle Spannung.[23]

- Eine etwas softere Variante: Stellt eine Stoppuhr auf drei Minuten ein. In dieser Zeit versucht jeder von euch den anderen so sehr wie möglich zu erregen, ohne seine Genitalien zu berühren. Ihr könnt diese Aufgabe abwechselnd oder gleichzeitig angehen.

- Eine weitere Möglichkeit, den Sex einzuleiten, besteht darin, dass einer von euch beiden sich zu befriedigen beginnt und der andere ihm dabei zuschauen darf. So kann der aktive Partner dem anderen zeigen, auf welche Weise er gern berührt werden möchte. Anfangs kann es reizvoll sein, wenn der nicht aktive Partner seine Lust im Zaum halten und wirklich nur zusehen darf – später kann er sich mit eigenen Liebkosungen eines anderen Körperteils an der Stimulation seines Lovers beteiligen. Besonders aufreizend ist es, wenn derjenige, der es sich gerade selbst besorgt, offen und detailliert berichtet, was dabei gerade in ihm vorgeht.

- Erzählt euch gemeinsam eine erotische Geschichte, indem jeder von euch abwechselnd einen Satz dazu beiträgt. Auch das kann tiefe Einblicke verschaffen, was genau den anderen in Wallung bringt.

- Wenn einer von euch stark genug dazu ist, kann er seinen Partner hochheben und aufs

Bett schleudern: eine klare Dominanzgeste, die Leidenschaft zum Ausdruck bringen und bei beiden Partnern verstärken kann. Fehlt die nötige Körperkraft, muss es ein entsprechender Schubser tun.

- Legt ein Stück eurer Kleidung ab, bevor ihr einander liebkost. Dann ein weiteres, was wieder von Zärtlichkeiten gefolgt ist. Macht so weiter, bis ihr nackt seid.

- Begebt euch in einen spielerischen Kampf miteinander, bei dem die Sicherheit besteht, dass nichts Schlimmes passiert, zum Beispiel eine sanfte Rangelei oder eine Kissenschlacht. Die Energie, die dabei frei wird, kann leicht in sexuelle Energie umschlagen.

**Weitere Ideen, um euer Vorspiel aufzupeppen**

- Vielleicht überlegt ihr euch, ob ihr mit soften SM-Praktiken experimentieren möchtet. Dazu braucht ihr euch nicht extra für viel Geld entsprechende Instrumente zu besorgen. Schon normale Haushaltsgegenstände lassen sich leicht dafür verwenden, also beispielsweise Kochlöffel, Lineale, Schuhlöffel, Pfannenwender, Haarbürsten, Rückenschrubber, Teppichklopfer, Hausschuhe und Tischtennisschläger. Wenn einer von euch dem anderen mit nur wenig Kraft den bekleideten Hintern versohlt, kann er damit keinen echten Schaden anrichten.

- Heftige Empfindungen können auch ungewohnte Temperaturen auslösen. Streiche zum Beispiel mit einem Eiswürfel über die Haut deines Partners oder lasse Kerzenwachs auf ihn herabtropfen. Beginnt bei solchen Wachsspielen sicherheitshalber mit weniger empfindlichen Stellen wie den Schulterblättern oder der Brustmuskulatur und verwendet statt Bienenwachs, der sehr heiß werden und Brandblasen hinterlassen kann, lieber Paraffin oder Stearin: Dabei ist die Verbrennungsgefahr gering. Je weiter weg du eine Kerze vom Körper deines Partners hältst, desto niedriger ist die Temperatur des herabtropfenden Wachses, bis dein Lover nur noch ein heißes Prickeln spürt.

- Einer von euch lässt sich vom anderen die Augen verbinden, woraufhin der andere sich über ihn hermacht. Diese Aktion fordert und verstärkt besonders stark Vertrauen und Hingabe. Sie kann verschärft werden, indem der blind gemachte Partner sich auch die Hände fesseln lässt. Die Krönung wären Kopfhörer, über die er sanfte Musik hört, während er seinen Körper den Berührungen seines Partners überlässt – bis er so erhitzt ist, dass er es nicht mehr aushält und der Geschlechtsverkehr beginnt.

- Wenn du langes Haar hast, dann lass es über den gesamten nackten Körper deines Lovers gleiten.

- Lass mit leicht geöffnetem Mund deinen warmen Atem über die Haut deines Partners strömen. Dann spitze die Lippen und blase sanft, um ein kühlendes Gefühl entstehen zu lassen. Lecke lange Linien über den Körper deines Partners und lass dann deinen Atem auf diese Strecke treffen.

- Beglücke deinen Partner mit Berührungen, die er gerade so spüren kann. »Indem man seine Finger über der Haut schweben lässt, sodass sie gerade noch die feinen Härchen streifen, erzeugt man bei der Frau einen Wonneschauer – und gibt ihr das Gefühl, dass man jeden Zentimeter ihres Körpers begehrt«, erklärt der Sexualtherapeut Dr. Michael Sailer.[24] Bei einem männlichen Partner funktioniert das natürlich auch.

- Liebkose deinen Partner für ein oder zwei Minuten ausschließlich mit deinem Handrücken. Das kann bei euch beiden automatisch neuartige, sanftere Empfindungen auslösen. Oft wird man dabei auch automatisch langsamer.

- Verwöhne deinen Partner mit einem Vibrator – aber nicht direkt an den Genitalien, sondern an anderen erogenen Zonen seines Körpers.

- Benutze deine Hände und deinen Mund, um die Innenseiten der Oberschenkel deines Partners damit zu verwöhnen. Komme seinem Schoß dabei immer wieder sehr nahe. Auf diese Weise kannst du ein starkes Verlangen danach aufbauen, dass es endlich zur Sache geht. Auch bei anderen Körperteilen kannst du damit spielen, dass du ihnen erst nahekommst und dich dann kurz vor der Berührung wieder zurückziehst.

## *Welche Regionen des Körpers bieten sich für ein Vorspiel besonders an – und wie sorgst du dort für die stärksten Empfindungen?*

In diesem Kapitel werden wir uns anschauen, welche Stellen des menschlichen Körpers besonders geeignet dafür sind, sie zu stimulieren, um die

Lust entflammen zu lassen, und wie solche Liebkosungen jeweils aussehen können. Vermutlich weißt du längst, dass man die betreffenden Stellen als »erogene Zonen« bezeichnet, aber noch nicht unbedingt, wo du auf welche Weise die stärkste Wirkung erzielst.

Warum sind bestimmte Punkte des menschlichen Körpers überhaupt erogene Zonen? Häufig ist das anatomisch bedingt: An der betreffenden Stelle laufen besonders viele Nervenenden zusammen, deshalb ist sie besonders sensibel. Beispielsweise könnte man hier an die Stelle direkt über dem Hintern oder an den G-Punkt an der Innenwand der Vagina denken. Ein anderer Grund dafür, dass eine Stelle besonders auf Berührungen reagiert, kann aber auch sein, dass sie solche Berührungen kaum gewohnt ist, weil sie durch ihre Lage stark davor geschützt ist. Hier sind etwa die Innenseiten der Oberschenkel, die ich im vorangegangenen Kapitel erwähnt habe, ein gutes Beispiel.

Nun liegt es nahe zu vermuten, dass bei jedem Menschen dieselben Stellen erogene Zonen darstellen: Die geschützten Stellen sind ja immer dieselben und auch die Nervenbahnen dürften sehr ähnlich verlaufen. Überraschenderweise stimmt das aber nicht. Der G-Punkt etwa ist bei vielen Frauen stark und bei vielen anderen Frauen kaum sensibel, weshalb sich in der Sexualforschung auch nach Jahrzehnten der Streit noch nicht gelegt hat, ob man hier überhaupt von einem G-Punkt sprechen kann. Wir Menschen sind also auch in dieser Hinsicht unterschiedlich. Für dich bedeutetet das: Nur weil dein Ex durch das Streicheln einer bestimmten Stelle auf Hochtouren gekommen ist, muss das bei deinem neuen Partner noch lange nicht so toll funktionieren. Vielleicht findet er eine Berührung dieser Stelle sogar unangenehm. Du kannst dir in dieser Hinsicht nie völlig sicher sein, sondern musst immer erst durch Versuch und Irrtum herausfinden, wie ein bestimmter Mensch reagiert.

Bei einer sexualwissenschaftlichen Studie sollten die Teilnehmer zeigen, welche Stellen sie besonders gern von einem Liebespartner berührt hätten. Dabei zeigte sich: Es gab keinen Körperbereich, den niemand als erogene Zone betrachtete. Trotzdem gibt es bestimmte Stellen, die in solchen Untersuchungen besonders häufig genannt wurden. Sie könnten sich also auch für dich als besonders Erfolg versprechend erweisen – egal ob du dort selbst berührt werden oder ob du jemand anderen dort liebkosen möchtest. In einer Studie aus dem Jahr 2016 nannten die befragten Frauen am häufigsten ihre Brüste, gefolgt von Lippen, Nacken, Ohren und Hintern. Zwölf Prozent dieser Frauen berichteten, dass sie allein durch Berührungen dieser Stellen zum Orgasmus gelangen konnten. Andere Stellen, die in solchen Untersuchungen von Personen beiderlei Geschlechts besonders häufig genannt werden, sind die Unterarme, die inneren Oberschenkel, der Ansatz des Schamhaars, der Ansatz der weiblichen Brust sowie der Damm (also die Region zwischen Schoß und Hintern). Männer stuften ihren unteren Rücken und überraschenderweise auch ihre Brust sogar noch höher ein als Frauen.[25]

Nun kann es sein, dass in solchen Umfragen auch deshalb manche Stellen vorrangig genannt werden, weil man sie beim Sex generell häufig berührt, weshalb man sich eher an lustvolle Reaktionen durch solche Streicheleinheiten erinnert.

Die folgenden Seiten werden sich aber nicht nur mit solchen offenkundigen, sondern auch mit weniger bekannten Stellen beschäftigen, deren Berührung oft verblüffend heftige sexuelle Reaktionen herbeiführt.

### Die Brust

In einer Umfrage unter 2000 Leserinnen der Zeitschrift *Women's Health* nannten die meisten von ihnen (39 Prozent) diesen Bereich als ihren Favoriten beim Vorspiel.[26] Hierzu gibt es aber ein wenig mehr zu sagen, weshalb dieser Ratgeber ein eigenes Kapitel zu diesem Thema enthält.

### Hals und Nacken

In der eben erwähnten *Women's-Health*-Umfrage erklärten 28 Prozent, sie würden durch Zärtlichkeiten in diesem Bereich am liebsten sexuell in Stimmung gebracht.[27] Es ist aus mehreren Gründen eine besonders erogene Zone: Zum einen ist sie besonders verletzlich und man lässt sie deshalb nur von Menschen berühren, denen man besonders vertraut. Vor allem dort, wo der Hals auf das Schlüsselbein trifft, verrät Leah Millheiser, Direktorin der Abteilung Sexualmedizin der Frau am Stanford Medical Center, ist die Haut dünner und es gibt kaum Fettgewebe darunter, sodass Berührungen hier besonders stark wahrgenommen werden.[28]

Entsprechend sanft solltest du dort vorgehen. Du solltest diese Stelle (und alle anderen Stellen im Halsbereich) am besten nur ganz leicht mit deinen Lippen, deiner Zunge oder deinen Fingern berühren.

Bei einer Umfrage, die der amerikanische Kussforscher William Cane durchführte, zeigte sich, dass es eine Stelle an ihrem Körper gab, wo Frauen wesentlich lieber geküsst werden wollten als an jeder anderen. Gemeint waren weder der Mund noch eine Stelle zwischen den Beinen, sondern der Nacken. Volle 97 Prozent der befragten Frauen erklärten, dass sie Nackenküsse »ganz wahnsinnig« machten – ohne genau begründen zu können, weshalb. Damit fanden die Damen im Nacken platzierte Küsse zehn Mal häufiger erotisierend als die ebenfalls von Cane befragten Männer.[29] Womöglich hängt das damit zusammen, dass schon bei den Affen das Männchen dem Weibchen beim

Besteigen in den Nacken beißt, woraufhin das Weibchen in eine sogenannte »Luststarre« gerät.

Eine Linie von Nackenküssen dürfte lustvolle Schauer über den Rücken deines Partners rieseln lassen. Da er nicht vorhersehen kann, was du hinter ihm tust, tritt das Element der Überraschung zu deinen Liebkosungen hinzu. Auch nur gegen diese Stelle zu blasen, kann schon angenehmste Empfindungen hervorrufen. Ein wenig kannst du hier auch nagen, aber sei besser vorsichtig: Zu viel Druck mit deinen Zähnen kann im ungünstigen Fall ausreichen, um einen Nerv einzuklemmen.[30]

## Die Kopfhaut

Eine sanfte Massage der Kopfhaut kann besonders entspannend sein – oder besonders stimulierend. Letzteres durfte ich selbst einmal bei einer simplen Haarwäsche beim Friseur erfahren, die mich, vermutlich weil die Friseurin besonders geschickt war, fast in Ekstase brachte. Tatsächlich verlaufen auch in der Kopfhaut besonders viele Nervenenden. Schon ein einfaches Massieren kann deinen Partner zu Hochgefühlen bringen – oder die Entspannung einleiten, die ihn dann zu Wachs in deiner Hand werden lässt. Beginne mit leichtem Druck, den du ganz allmählich verstärkst. Vielleicht möchtest du auch sanft (!) am Haar deines Partners ziehen, wobei du deine Hand in der Nähe seines Kopfes behältst. Wenn du deinen Partner gleichzeitig küsst, dürftest du besonders intensive Empfindungen hervorrufen. Du kannst auch mit deinen Fingernägeln über seine Kopfhaut fahren. Beobachte in all diesen Fällen genau, wie dein Partner reagiert: Was gefällt ihm sehr gut, was nicht so sehr?

### Die Ohren

Dünne Haut und eine Vielzahl empfindlicher Nervenzellen findet man auch an den Ohren, wo deshalb sanfte Berührungen ebenfalls eine angenehme Gänsehaut hervorrufen können. Noch wissenschaftlich unbestätigt, aber hartnäckig hält sich sogar die Vermutung, derzufolge man allein durch die Stimulation der Ohren über einen sogenannten »uricologenitalen Reflex« Menschen zum Orgasmus bringen könne.[31] Vor allem wenn dein Partner Ohrringe oder -piercings trägt, lohnt es sich, deine Zunge dort zum Einsatz zu bringen:

Solche Piercings beeinflussen die Nervenenden an dieser Stelle und machen sie so besonders sensibel.[32]

Einige Vorschläge, was du hier tun kannst: Fahre mit deinem Finger oder deiner Zunge über den Rand des Ohrläppchens. Kitzle es ein wenig. Nimm es in den Mund, um es mit deiner Zunge zu umspielen oder sanft daran zu nagen. Da es sich um das Ohr handelt, kannst du die Reize, die du einsetzt, schließlich noch mehr variieren und zwischen die Berührungen erotisierend geflüsterte Kommentare einflechten. Verwöhnst du die Ohren deines Partners allein mit dem Mund, hast du deine Hände außerdem frei, um sie andernorts zum Einsatz zu bringen.

Zuletzt ist es von den Ohren zum Hals nicht sehr weit. Du kannst mit deiner Zunge oder deinen Lippen also auch über den Nacken deines Partners von einem Ohr zum anderen wandern …

### Die Lippen

Dass die Lippen grundsätzlich eine erogene Zone sind, wissen die meisten von uns schon vom Küssen. Aber nur die wenigsten wissen, welche

Stellen hier besonders sensibel sind und wie man geschickt mit ihnen umgeht.

- Zu diesen Stellen gehört vor allem der Rand der Lippen. Wenn du mit deinen Fingerspitzen sanft um deine Lippen herumfährst, dürftest du eine prickelnde, fast kitzlige Empfindung spüren. Das liegt daran, dass hier der bukkale Nerv verläuft. Es ist also vielversprechend, wenn du dich beim Kontakt mit dem Mund deines Partners dieser Außenlinie widmest.

- Ähnlich verhält es sich beim sogenannten »Philtrum« (lateinisch für »Liebestrank«), also der Einbuchtung in der Mitte der Oberlippe. Sanfte Küsse und Zungenkontakte werden dort als besonders angenehm wahrgenommen.

- Auch die Unterlippe ist für Liebkosungen aller Art besonders empfänglich. Hier zwischen einem zarten Kuss und einem etwas aggressiveren Nagen abzuwechseln, kann reizvoll sein.

- Die Stelle zwischen Unterlippe und Kinn ist ebenfalls eine erogene Zone, weiß die Sex-Expertin Lou Paget. Deshalb solltest du einmal versuchen, die Unterlippe deines Partners in deinen Mund zu saugen und die genannte Stelle mit deiner Zungenspitze zu berühren. »Es fühlt sich an, als ob ein elektrischer Strom aus dem Mund des Betreffenden direkt in seinen Schoß schießt«, verrät Lou Paget.[33]

**Die Achselhöhlen**

Obwohl auch hier viele Nervenenden verlaufen, wird diese Stelle bei erotischen Spielen oft übersehen – ein Grund mehr, sich ihr zu widmen. Grundvoraussetzung ist auch hier, dass du selbst Spaß daran hast. Das wird vor allem dann der Fall sein, wenn du den Geruch dieser Region angenehm findest, was sehr gut sein kann, da hier besonders stark Sexualhormone freigesetzt werden, die Mitglieder des anderen Geschlechts anziehen sollen.[34]

Der Pick-up-Artist Chase Amante verrät dazu, wie man die Achselhöhlen einer Frau stimuliert:

*»Wenn ihre Arme ausgestreckt sind (z. B. im Bett oder auf dem Boden), kannst du mit der Handfläche oder den Fingerspitzen daran entlangfahren. Ein Grund dafür, dass der innere Oberarm und die Achselhöhle für Frauen aufregende Berührungspunkte sind, liegt unter anderem darin, dass sie so nah an der Brust liegen, die eine wichtige erogene Zone ist. Die meisten Männer, die ihren Arm streicheln, gehen bald dazu über, ihre Brust zu berühren. Wenn du diesen Übergang hinauszögerst, kannst du die Vorfreude in ihr wecken und sie dazu bringen, sich zu fragen, ob und wann deine Hände zu ihren Brüsten wandern werden. Du kannst dafür sorgen, dass sie regelrecht danach giert. Manche Frauen werden des Wartens überdrüssig, greifen nach deiner Hand und versuchen, dich zu zwingen, sie auf ihre Brüste zu legen.«*[35]

Die Sexualpädagogin Ellen Chase erklärt, wie man hier bei einem männlichen Partner vorgehen kann:

*»Bewege den Arm deines Partners über seinen Kopf, schau ihm direkt in die Augen und beginne sanft, mit deiner Zunge über den Bereich knapp unterhalb des Haaransatzes zu fahren. Behalte*

*ihn im Auge und beobachte, ob er vor Vergnügen kribbelt oder zuckt. Wenn du weißt, dass er kitzlig ist, versuch es eher mit einer Massage anstelle von leichtem Lecken und Küssen. Wenn alle Zeichen auf ›Weiter so!‹ stehen, gehe langsam weiter bis zur Mitte der Achselhöhle. Massiere sie sanft mit deinem Mund und deiner Nase. Ziehe mit deinen Lippen sanft an seinem Haar. Gleichzeitig kannst du mit den Fingern leicht über die Innenseite seines Armes und Ellbogens streichen und eventuell ein paarmal sanft darüber lecken. Beobachte dann, wie sich seine Augen lustvoll verdrehen.«*[36]

### Die Hände

Die Hände sind zwar alles andere als eine geschützte Stelle des menschlichen Körpers, aber auch hier findet man zahlreiche Nervenenden, die für hohe Sensibilität sorgen. Das gilt vor allem für die Innenfläche der Hand. Lass doch einmal, zum Beispiel wenn ihr ohnehin gerade Händchen haltet, die Kuppe deines Zeigefingers in der Handfläche deines Partners von innen nach außen kreisen, rät die Sexualtherapeutin Jenny Skyler. Sobald du spürst, dass in deinem Partner erotisches Begehren wächst, kannst du seine Hand an die Stelle deines Körpers führen, die *du* jetzt gern berührt haben möchtest.[37]

Ein ähnlicher Vorschlag stammt von der texanischen Sexualforscherin Susan Kaye: Bitte deinen Partner, seine Augen zu schließen, nimm seine Hand und lass seine Fingerspitzen zuerst dein Gesicht erkunden, dann die Vorderseite deines Halses, führe sie dann über deine Brüste und immer tiefer ...[38]

Für die New Yorker Sexualpädagogin Kate McCombs ist vor allem die Innenseite des Handgelenks – in etwa dort, wo man den Puls fühlt – eine besonders intime und reizvolle Region. Sie sanft zu berühren und dabei den Augenkontakt beizubehalten, wobei du dir viel Zeit lässt, könne ebenfalls erotische Gefühle wecken.[39]

Wenn du bei vollem Augenkontakt den Daumen eines Mannes in deinen Mund nimmst und sinnlich daran lutschst, ist es offenkundig, dass du deinen Mund gern über einen ganz anderen Körperteil stülpen möchtest. Wenn dir das zu direkt oder dein Partner weiblich ist, kannst du auch seine Finger massieren, ihre Kuppen küssen oder mit deinen Zähnen sanft darüberfahren. Vielleicht bekommst du ja doch irgendwann Lust, daran zu lutschen?

**Die inneren Oberschenkel**

Die inneren Oberschenkel habe ich nicht ohne Grund schon mehrfach erwähnt. Zum einen befinden auch sie sich in direkter Nähe des Schoßes, zum anderen verläuft dort der hochgradig berührungsempfindliche Ilioinguinalnerv, der zu den Schamlippen beziehungsweise zu den Hoden führt. Hören wir uns auch hier an, welches Vorgehen Chase Amante an dieser Stelle empfiehlt:

*»Wenn du dort angekommen bist, lass deine Hand einige Zeit dort ruhen. Wenn das Fleisch deiner Hand das Fleisch des Schenkels deiner Partnerin berührt, kann das für sie außerordentlich erotisch sein. Alles, woran sie denken kann, ist: ›Wann wird diese Hand etwas weiter nach oben wandern?‹ Du kannst zum Reiben mit den Fingerspitzen übergehen, wenn du das Tempo beschleunigen möchtest. Der Trick bei solchen Regionen besteht darin, sich nicht zu schnell von ihnen zu entfernen. Nimm dir*

*stattdessen Zeit, genieße die Berührung dieser Stelle und lass es zu, dass sich in euch die sexuelle Spannung und die Vorfreude aufbaut und immer stärker wird, während sich deine Partnerin immer mehr wünscht, dass du deine Hand zu einem wichtigeren Ort weiterbewegst.«*[40]

Was das Vorgehen bei einem männlichen Partner angeht, verrät Ellen Chase:

*»Ich habe noch keinen Mann getroffen, der sich nicht über eine kleine Stimulation der Oberschenkelinnenseite freut. Die Chancen stehen gut, dass er noch nicht einmal weiß, dass es sich um einen Hotspot handelt. Lass ihn die Beine weit genug spreizen, damit du ganz nah rankommen kannst. Beginne damit, seine Innenschenkel mit deinen Fingerspitzen und Nägeln zu streifen. Oben an seinen Innenschenkeln dürftest du eine kleine kahle Stelle bemerken. Senke den Kopf und beginne mit der Arbeit an diesem Bereich! Versuche es mit leichten Zungenschlägen, Kreisen und Küssen und ziehe dann mit deiner Zunge die Oberschenkel bis zu seinem Schoß hinauf. Dies ist die Stelle, an der du einen weiteren oralen Angriff beginnen solltest. Denk immer daran, auch von deinen Hän-*

*den Gebrauch zu machen. Streichle und streiche über die Außenseite seiner Oberschenkel und die Kniekehlen.«*[41]

## Die Füße

Während sich Fußfetischisten vor allem für die Füße anderer Menschen interessieren, genießen es viele, wenn dieser Körperteil bei ihnen selbst sanft verwöhnt wird. Folgende Dinge bieten sich hier an:

- Du kannst damit beginnen, dass du deinem Partner für die Schönheit seiner Füße Komplimente machst, um so das Kommende einzuleiten.

- Ein Fußbad für deinen Partner ist eine Möglichkeit, ihm von Anfang an seine Befangenheit zu nehmen (wenn er befürchtet, dass seine Füße vielleicht unangenehm müffeln könnten).

- Stelle sicher, dass du warme Hände hast, etwa indem du sie gegeneinander reibst.

- Eine Fußmassage kann eine wunderbare Einleitung fürs Zehenlutschen darstellen.

- Augenkontakt mit deinem Partner ist hier nicht nur scharf, sondern warnt dich auch rechtzeitig, wenn du eine kitzlige Stelle erreichst. Wenn du deinen Lover durch eine Fußmassage in eine sinnlich-entspannte Stimmung bringen möchtest, solltest du das Kitzeln seiner Sohlen eher vermeiden.

- Es ist geschickt, wenn ihr von Anfang an eine Stellung wählt, von der aus du leicht noch sensiblere Stellen des Körpers deines Liebsten erreichst – oder er solche Stellen bei dir.[42]

- Der Reflexzonen-Expertin Laura Norman zufolge ist die Vertiefung zwischen Knöchel und Absatz eine Stelle, bei der man besonders stark lustvolle Energie freisetzen kann, wenn man sie drückt.[43]

Einige weitere Körperregionen, wo sich erotische Stimulation besonders lohnt, lassen sich kürzer abhandeln:

- Der **Bauch** ist nicht nur ebenfalls sensibel, er befindet sich auch in der Nähe des Schoßes. Zärtlichkeiten mit der Zunge oder den Fingern, die ganz langsam und allmählich weiter nach unten wandern, sorgen hier also für ein besonderes Prickeln.

- Die Flanken zu beiden Seiten des Rumpfes sind kitzlig, weshalb sich hier stärkerer Druck empfiehlt. Dafür verlaufen hier aber Nerven, die direkt zur Klitoris beziehungsweise zum Penis führen. »Wenn Sie diesen Bereich berühren«, erklärt die Sexualwissenschaftlerin Dr. Rachael Ross, »führt dies bei Männern und Frauen reflexartig zu einer Kontraktion der Beckenbodenmuskeln, was die Erregung erhöht.«[44]

- Auch der **untere Rücken** ist selbst für leichte Berührungen sehr empfänglich, zumal es auch von dort Nervenverbindungen zum

Schoß gibt. Ich selbst habe mit dieser Stelle die besten Erfahrungen gemacht, wenn es darum ging, Frauen zutraulicher zu machen. Chase Amante erklärt, wie es geht: »Du kannst deinen Handballen auf ihren unteren Rücken legen, während du neben ihr stehst oder sitzt. Das ist großartig, wenn ihr im Gespräch miteinander seid und du sie intim berühren möchtest, ohne allzu aktiv zu sein.«[45] Bei Männern sollte das ähnlich gut funktionieren.

- Bei den **Kniekehlen** handelt es sich um eine weitere sensible Stelle, die im Alltag selten berührt wird und sich deshalb für eine sanfte Massage und heiße Küsse besonders anbietet. Von hier aus beginnend gelangst du auch schnell zu den Oberschenkeln deines Partners und von dort zu seinem Schoß.

### *Wie verwöhnst du Brüste besonders geschickt?*

Kommen wir nun zu dem versprochenen Kapitel über einen geschickten Umgang mit der Brust, wobei hier aus offensichtlichen Gründen den weiblichen Brüsten erst einmal Vorrang gebührt. Während viele Männer (und Frauen) diesen Körperteil sehr schätzen, kann nicht jeder so geschickt damit umgehen, wie er es verdient hat. Ich habe auch dazu ein paar Tipps zusammengestellt:

Der Hauptfehler, den manche Männer begehen, besteht darin, zu grob zuzupacken – und das auch noch deutlich zu früh. Bevor ihre Partnerin überhaupt richtig in Stimmung ist, beginnen sie, ihre Brüste zu kneten oder an ihren Nippeln zu drehen wie an den Knöpfen eines Radios. Nicht jeder Frau gefällt ein derart ruppiger Umgang. Manche empfinden ihn als schmerzhaft, bei anderen lässt die Lust schnell nach, wenn man ihre Brüste zu ungestüm behandelt. Selbst Frauen, denen es grundsätzlich gefällt, wenn ein Mann ein bisschen fester zupackt, wäre das erst dann lieber, wenn sie selbst schon erregter sind. Nicht zuletzt hängt die Sensibilität der weiblichen Brüste davon ab, in welcher Periode des Monats sich die betreffende Frau gerade befindet. So manche Frau, der normalerweise auch heftigere Brustspiele durchaus zusagen, möchte ihre Brüste kaum berührt haben, wenn sie gerade ihre Tage hat.

Insofern ist es sinnvoll, wenn du dich den weiblichen Brüsten zunächst einmal sanft näherst, statt von Anfang an in die Vollen zu gehen. Gerade diese ersten Kontakte, bei denen du die Haut deiner Liebsten gerade so berührst, lassen sie vielleicht lustvoll erschauern. Du kannst die Brüste erst mit deiner Hand umfassen, dann zärtlich mit den Fingern und schließlich mit der ganzen Hand streicheln, um allmählich fester zuzupacken. Am besten beschränkst du dich anfangs auf den äußeren Bereich der Brüste, um den sensibleren Warzen nur langsam immer näher zu kommen. Das führt dazu, dass sich das erotische Verlangen in deiner Partnerin weiter aufbaut. Während du das tust, achtest du auf die Signale deiner Partnerin: Wie reagiert sie körpersprachlich, was sagt sie, welche anderen Laute dringen aus ihrem Mund? Danach kannst du ausrichten, wie du weiter vorgehst. Es kann gut sein, dass sie sich schließlich sogar begeistert in die Nippel zwicken oder beißen lässt. Nur stark an den Brustwarzen ziehen solltest du besser nicht.

Du kannst auch mit deinem Mund an den Brüsten deiner Partnerin tätig werden. Dann gilt ebenfalls: Fang am besten ganz sanft an, etwa damit, dass du ihr deinen heißen Atem auf die Brustwarzen hauchst. Danach kannst du sie mit deiner Zunge umkreisen oder daran saugen. So strömt mehr Blut in die Nippel, was sie noch sensibler macht. Wenn du magst, kannst du leicht daran nagen, wobei du erneut auf die Reaktionen deiner Liebsten achtest: Versucht sie, sich ein wenig zurückzuziehen, oder drängt sie sich dir entgegen? Du kannst auch eine Brust mit deiner Hand stimulieren, während du bei der anderen mit deinem Mund zu Werke gehst.

Generell gesprochen sind kleine Brüste empfindlicher, während größere etwas mehr aushalten können: Bei kleinen sind die Nerven eher gebündelt, bei großen polstert das Fettgewebe

Berührungsreize eher ab. Dieser Hinweis kann aber nur eine allgemeine Richtschnur sein. Weil Menschen unterschiedlich empfindlich sind, ist es am sinnvollsten, schrittweise auszutesten, welchen Grad zwischen sanften und groben Berührungen eine Frau als angenehm empfindet.

An den Brüsten bieten sich Spiele mit einem Eiswürfel besonders an. Du kannst ihn in den Mund nehmen, bevor du an den Nippeln saugst, oder auch mit dem Würfel selbst darum herumfahren, um danach deinen heißen Atem darauf zu hauchen. Wenn der Eiswürfel zwischen deinen Fingern schmilzt, kannst du die Spur des Wassers auflecken, die er hinterlässt.

Wenn du selbst über Brüste verfügst, kannst du deinen Partner in Stimmung bringen, indem du sie über seinen Körper reibst. Vielleicht möchtest du ihn auch ein bisschen foppen, indem du ihn vorher behutsam fesselst und dann deine Brüste gerade so weit in die Nähe seines Mundes bringst, dass er sie nicht erreichen kann. Wenn er aufgeheizt genug ist, erlaubst du ihm vielleicht, sie mit seiner Zunge zu erreichen, wenn er sich ein wenig Mühe gibt. Zuletzt könntest du ihn befreien und ihm erlauben, dass er seinen Penis zwischen deinen Brüsten reibt – unter Umständen sogar, bis er kommt.

Die männliche Brust erlaubt weit weniger solcher Aktionen, sie muss deshalb aber bei Vorspiel und Sex nicht außen vor bleiben. Gerade weil sie als erogene Zone kaum mit einbezogen wird, kann es Schockwellen der Lust durch den Körper eines Mannes jagen, wenn dies doch geschieht. Die Sexualforscherin Patti Britton schlägt ein ähnliches Vorgehen wie bei der weiblichen Brust vor:

*»Lass ihn sich auf den Rücken legen und lecke langsam von seinem Brustwarzenhof nach innen wie eine Eistüte, aber ohne dass deine Zunge den Nippel berührt. Geh näher und näher heran, bis du den Nippel mit deiner Zunge erreicht hast, und beiße dann sanft zu.«*[46]

In Sexshops und online findest du die verschiedensten Toys, die du bei solchen Aktionen ebenfalls verwenden kannst: von Brustwarzenklemmen bis zu Saugnäpfen, die Brustwarzen sensibler werden lassen.

### *Wie kann euer Vorspiel durch Essen besonders gut werden?*

Viele Paare können sich dafür begeistern, die sinnliche Erfahrung erotischer Berührungen dadurch zu steigern, dass sie auch den Geschmackssinn durch den Genuss wohlschmeckender Speisen und Getränke ansprechen. Von da aus liegt der Gedanke nicht fern, solche Speisen auch für erotische Spiele zu verwenden. Was käme hier infrage?

- Falls ihr prickelnden Sekt oder Champagner genießt, kannst du ein wenig davon auf die Brustwarzen deines Partners gießen und dort ein wenig vor sich hin prickeln lassen. Indem du leicht auf diese Stelle bläst, verstärkst du den entstandenen Reiz. Du kannst den Sekt auch über den Körper deines Lovers fließen lassen, um mit deiner Zunge seiner Spur nachzufahren.

- Vielleicht möchtet ihr auch Erdbeeren in Champagner tauchen und euch damit füttern?

- Obst bietet sich für lustvolle Spiele ohnehin immer an. Hier kann es anregend sein, wenn ihr euch für Früchte entscheidet, die ihr noch nicht so gut kennt, also etwa Renekloden, Tamarillos (vorher zuckern), Kakis und Karambolen. Lagert aber exotische Früchte nicht im Kühlschrank, sie vertragen Kälte nicht.

- Ein Argument spricht auch für Speisen, die man gut kennt. Experimenten zufolge führt der Geruch von Kürbispastete, Lakritz, Zimt und Donuts bei Amerikanern zu stärkeren Erektionen. Die Forscher erklärten sich das daraus, dass wohlvertraute Düfte dem Gehirn Geborgenheit signalisieren, was die sexuelle Lust erleichtert.[47] Welche Speisen kämen hier für dich und deinen Partner infrage?

- Bei allen Früchten ist es sinnvoll, die Teile, die man nicht essen kann, zuvor zu entfernen, also bei Kirschen etwa die Stiele und Kerne. Andernfalls hat man diesen Abfall im oder beim Bett, und das finden die wenigsten erotisch.

- Ebenfalls anregend ist es, wenn ihr das Essen nicht nur wortlos verschlingt, sondern darüber sprecht, wie lecker es ausschaut, wie es duftet und wie köstlich es schmeckt. Woran erinnern euch diese Empfindungen? Könnt ihr ihnen eine erotische Note verleihen?

- Seit Jahrtausenden werden verschiedene Lebensmittel als luststeigernde Aphrodisiaka angepriesen. Aus medizinischer Sicht ließ sich niemals eine Wirkung nachweisen, die über den Placeboeffekt (reine Einbildung) hinausging. Allerdings ist dieser Scheineffekt durchaus wirkungsvoll – und zwar selbst wenn man weiß, dass es sich um ein Placebo handelt.[48] Wenn ihr mögt, könnt ihr also auf angeblich luststeigernde Speisen wie Ingwer, Zimt, Chili, Paprika, Thymian, Muskat, Anis, Trüffeln, Pilze, Spargel, Tomaten, Äpfel, Pfirsiche, Eier und Austern zurückgreifen und euch der Fantasie überlassen, dass sie eure Leidenschaft so richtig anheizen. Es muss schließlich auch einen Grund gegeben haben, dass ausgerechnet diese Speisen als Aphrodisiaka gehandelt wurden – in der Regel ihr Aussehen und ihr Geschmack. Eine leichte Wirkung haben manche Lebensmittel immerhin: So enthalten Erdbeeren viel Zink, was die Produktion des männlichen Sexualhormons Testosteron beschleunigt. In Schokolade befinden sich Phenyletylamin und Serotonin, zwei Substanzen, die zu Stimmungsaufhellung, einem höheren Blutdruck und einem schnelleren Herzschlag führen. Untersuchungen zufolge kann diese veränderte Stimmung die Zuneigung zu einem möglichen Partner entfachen, wenn die entsprechende Person zum Zeitpunkt des Schokoladengenusses anwesend ist.[49]

- Ein erotisches Spiel, für das ihr Nahrungsmittel verwenden könnt, ist Strip-Füttern.

Hier bekommt einer von euch nur dann einen Happen von einer Leckerei, die nicht im Übermaß vorhanden ist, wenn er zuvor ein Kleidungsstück ablegt. Eine Variante davon: Dein Liebster bekommt von dir die Augen verbunden und wird dann mit den unterschiedlichsten Köstlichkeiten gefüttert. Errät er, worum es sich handelt, erhält er eine vorher festgelegte kleine Belohnung. Errät er es nicht, verliert er ein Kleidungsstück.

- Statt Eiswürfel über nackte Haut zu streichen, um damit wohlige Schauer auszulösen, kann man auch mit dem saftigen Fleisch von Früchten über die Haut seines Partners fahren – um die dabei entstandene Spur danach aufzulecken. Wenn du keine Saftspuren hinterlassen möchtest, sind gekühlte Trauben eine gute Wahl.

- Prickelnde Empfindungen kannst du auch hervorrufen, indem du ein Pfefferminzbonbon oder eine *Fisherman's-Friend*-Pastille lutschst, bevor du deine Zunge bei deinem Liebsten zum Einsatz bringst.

- Ähnlich effektvoll ist ein raffinierter Wechsel von Kälte- zu Hitzereizen. Du könntest also einen Klacks Eiscreme auf den Bauch deines Lovers klatschen und ihn ablecken, nachdem du deine Zunge in eine Tasse mit heißem Tee getaucht hast.

- Streue Schokostreusel über den Rücken deines Partners und entferne sie danach mit Küssen.

- Tauche einen Löffel in ein Glas mit Honig, führe ihn über den hoch emporragenden Penis deines Partners und schmücke ihn mit goldenen Ornamenten, die du hinterher wieder entfernst.

- Verbinde deinem Partner die Augen, kleckse etwas Honig auf deinen eigenen Körper und lasse deinen Partner mit seinen Lippen und seiner Zunge danach suchen.

So viel zu verschiedenen Anregungen und Ideen. Auf welche Dinge aber solltet ihr achten, wenn ihr Nahrungsmittel und Getränke in euer Liebesspiel mit einbezieht?

- Nehmt besser nur leichte Speisen zu euch, statt zu völlern. Wenn ihr euch zu satt und zu schwer fühlt, habt ihr keinen Appetit auf ausgiebige Liebesspiele mehr.

- Alkohol solltet ihr ebenfalls nur in Maßen genießen, weil zu viel davon die Libido hemmt. Ihr könnt leicht auf alkoholfreien Wein oder Sekt (manchmal als Bio-Wein und Bio-Sekt bezeichnet) ausweichen.

- Bevor du deinen Partner mit Speisen in Kontakt bringst, von dessen Zusammensetzung er nichts weiß, frag ihn am besten, ob bei ihm eine Lebensmittelallergie besteht.

- Die Intimzonen des menschlichen Körpers reagieren sensibler auf Hitze als die Hände. Sei also besonders vorsichtig, wenn ihr warme oder gar heiße Speisen für euer Vorspiel verwendet.

- Wenn du Reizstoffe auf den Körper aufgetragen hast, die auf Öl basieren (z. B. spanischer Pfeffer, Paprika, Zimt, Gewürznelken und Menthol), kannst du sie nicht einfach schnell abwaschen, falls du feststellst, dass sie zu Missempfindungen führen. Stattdessen bleiben sie für bis zu zwanzig Minuten haften. Fange am besten mit kleinen, verdünnten Mengen an und warte ab, wie du beziehungsweise dein Partner reagiert. Solltest du sie doch einmal abwaschen müssen, sind Seife und ein mildes Spülmittel hilfreich.

In verschiedenen erotischen Erzählungen findet man die Idee, sich gegenseitig mit Schlagsahne einzusprühen oder mit halb flüssigem Nutella zu begießen und sich dieses danach vom Körper zu lecken. Grundsätzlich kann das für beide Partner auf ganz unterschiedliche Weise genussvoll sein – vor allem wenn du dafür die erogenen Zonen auswählst, die eines der vorangegangenen Kapitel behandelt hat. Statt die Naschereien abzulecken, kannst du sie auch mit einem (eventuell zuvor gekühlten) Löffel abschaben, was dir die Möglichkeit gibt, deinem Lover ein wenig davon anzubieten. Weil die Wirklichkeit aber immer etwas schwieriger ist als eine erotische Fantasie, solltet ihr dabei auf bestimmte Dinge achten:

- Das ist ausnahmsweise eine Aktion im Rahmen des Vorspiels, bei der ihr einigermaßen zügig vorgehen solltet. Die Körperwärme lässt Sahne und Nutella nämlich schnell schmelzen. Dann habt ihr es nicht mehr mit einer halbwegs festen Masse zu tun, sondern mit einer weißen oder braunen Soße.

- Um eine größere Schweinerei zu vermeiden, legt ihr vor solchen Spielen besser zwei oder drei alte Bettlaken unter, die ihr nicht mehr benötigt.

- Wenn die erwähnte Soße am Körper trocknet, wird sie oft unangenehm klebrig und lässt Körperhaare aneinanderhaften. Schnell möchte man sich wieder davon befreien. Solche Spiele bieten sich also vor allem an, wenn ihr eine Dusche in der Nähe habt und über die nötige Zeit für eine gründliche Reinigung verfügt. Dabei kann gemeinsames Duschen durchaus die nächste Phase des Vorspiels darstellen.

- Wie alles, das Zucker enthält, sollten Nutella, Schlagsahne und ähnliche Speisen nicht in die Vagina gelangen. Der Zucker kann das ausgesprochen fein ausbalancierte Biotop, das die weibliche Scheide darstellt, stark stören. Aber auch Lebensmittel ohne Zucker gehören eher nicht in die Vagina, weil immer die Gefahr besteht, dass Reste zurückbleiben. Das kann zu schmerzhaft verlaufenden Infektionen führen. Halbwegs sicher sind Auberginen und Gurken. Eine Salami wäre weniger gut geeignet, da Würste häufig mit Nitritsalzen eingepökelt werden, die dem Scheideninneren nicht guttun. Wer ein Risiko vermeiden möchte, kann über alles, was in die Scheide geschoben wird, zuvor ein Kondom streifen.

- In die Öffnung des Penis gehören grundsätzlich keine Lebensmittel. Die Folge kann ansonsten eine extrem schmerzhafte Harnröhrenentzündung sein.

- Nicht-wasserlösliche Fette (Butter, Margarine, Mayonnaise usw.) sind keine geeigneten Gleitmittel. Sie lösen den Latex von Kondomen auf und wirken wie eine Leimfalle für Bakterien.

### *Wie kann euer Vorspiel durch ein Bad besonders gut werden?*

Ein Ort, an dem das Vorspiel besonders vergnüglich sein kann, ist das Bad. Vielleicht inspirieren euch dabei die folgenden Tipps und Anregungen?

- Du kannst die sinnliche Stimmung zwischen euch verstärken, wenn du all den Plunder aus dem Gesichtsfeld räumst, der euch an den tristen Alltag erinnert, also etwa Magazine neben dem Klo und Flaschen mit Reinigungsmitteln unter dem Waschbecken.

- Solche Dinge geraten auch aus dem Blick, wenn du die Deckenbeleuchtung in eurem Bad ausschaltest und stattdessen brennende Kerzen im Raum verteilst. Der Wannenrand scheint sich zunächst dafür anzubieten, ist aber in Wahrheit unpraktisch: Wer in der Wanne sitzt, legt dort gern den Kopf oder die Arme ab und herumspritzendes Wasser löscht eine Kerzenflamme schnell.

- Mit aromatischen Ölen im Badewasser und duftendem Badeschaum kannst du den sinnlichen Genuss verstärken. Hautfreundliche Badezusätze sind Milch (insbesondere Ziegenmilch) und Honig (200 Gramm flüssiger Honig, auf Wunsch ergänzt um einen Esslöffel Jojobaöl). Der Journalist Jean Pütz hat auf seiner Website eine ganze Reihe unterschiedlicher Bademischungen zusammengestellt (beispielsweise 2 Esslöffel Sahne und 2 Esslöffel Honig für ein Sahne-Honig-Bad).[50]

- Wenn du Rosenblätter auf der Wasseroberfläche verteilst, sorgst du damit für eine besonders liebevolle Atmosphäre – immer angenommen, dass euch beiden eine solche Inszenierung gefällt und ihr sie nicht kitschig findet.

- Auch eine freundliche oder frivole Botschaft an deinen Lover dürfte ihre Wirkung nicht verfehlen. Du kannst sie mit Lippenstift an die Wand der Duschkabine schreiben, bevor dein Partner hineinsteigt, oder mit Antibeschlagmittel auf den Badezimmerspiegel: Sobald Dampfschwaden aufsteigen, beschlägt der Spiegel bis auf die behandelten Stellen, und die Worte, die du hinterlassen hast, werden lesbar.

- Wenn ihr euch in der Wanne miteinander vergnügen wollt, habt ihr etwa eine Stunde

Zeit, bevor das Wasser zu sehr abkühlt – falls es zu Beginn dampfend heiß war.

- Die beste Stellung, um zusammen Spaß in der Wanne zu haben: Ein Partner liegt unten auf dem Rücken, der andere, ebenfalls auf dem Rücken, auf ihm. Das ist auch in kleineren Wannen möglich und sorgt für viel Körperkontakt. Der unten Liegende kann sich in dieser Position der Vorderseite seines Partners widmen.

- Wenn ihr einander während des Badens mit einem Vibrator verwöhnen möchtet, sollte das Gerät wasserdicht sein. Solche Ausführungen sind im Onlinehandel leicht zu finden. Wasserfeste Analdildos und Penisringe (nicht wie sonst aus Leder oder Stahl, sondern Plastik oder Gummi) gibt es ebenfalls im Erotikhandel.

- Wenn du deinen Partner ein wenig mehr als üblich verwöhnen möchtest, kannst du dafür eine Peelingpackung mit Meeressalz verwenden, die Drogerien und Reformhäuser anbieten. Tauche einen feuchten Waschlappen in das prickelnde Salz und reibe damit über den Körper deines Partners. Das ist nicht nur eine angenehme Methode der Hautpflege, sondern kann auch Erinnerungen oder Traumbilder von Gischt am Küstenstrand entstehen lassen.

- Wenn du deinem Partner die Haare wäschst, massierst du ihm dabei automatisch die Kopfhaut, die – wie du inzwischen weißt – eine hochgradig erogene Zone ist.

- Du kannst dich auch auf den Rand der Wanne setzen, woraufhin dein Partner eines seiner Beine auf deinen Schenkel legt und du es zärtlich einseifst und abwäschst. Danach nimmst du dir den anderen Fuß vor und schließlich Oberkörper und Arme. Sollte dein Partner kleiner als die Wanne sein, musst du vielleicht dein eigenes Bein hineinstellen und deinen Knöchel sanft gegen das Becken deines Partners schieben, um zu verhindern, dass er dir zum Fußende der Wanne hin entgegen gleitet.

- Nach dem Bad kannst du den Körper deines Partners in ein großes, flauschiges Frotteehandtuch einwickeln, das du zuvor kurz in den Backofen gelegt hast, bis es angenehm warm geworden ist. Der Massage-Experte Gordon Inkeles führt dazu aus: »*Sie können Handtücher erwärmen, indem Sie sie in eine große Papiertüte stecken und damit für zehn Minuten bei 200 Grad in den Ofen schieben. Solange die Tüte keinem offenen Feuer ausgesetzt ist, wird sie nicht zu brennen anfangen, und Ihre Handtücher werden warm und vollkommen trocken sein. Wenn Sie das Glück haben, ein Handtuch zu besitzen, das groß genug ist, um von Kopf bis Fuß zu reichen, können Sie damit den Körper Ihres Partners mit einer einzigen Bewegung bedecken. Falls Sie jedoch mit kleineren Handtüchern arbeiten, dann beginnen Sie bei den Füßen und lassen Sie die Tücher einander überlappen, bis der gesamte Körper bedeckt ist. (…) Klopfen*

*Sie dann von oben bis unten sanft gegen den Stoff, bis er sich den Konturen der Arme, der Beine und des Rumpfes anschmiegt.«*[51]

Dieses Verwöhnprogramm kann eine Vorstufe für wunderbaren Sex darstellen. Du solltest lediglich darauf achten, dass dein Partner zuletzt immer noch erotisch angeregt ist und sich nicht derart wohlig-behaglich fühlt, dass er in deinen Armen wegschlummert. Vielleicht möchtest du ihm das aber auch gönnen und den geplanten Sex mit ihm später nachholen.

### Wie kann euer Vorspiel durch Sexting besonders gut werden?

Im zweiten Kapitel dieses Ratgebers habe ich erklärt, dass das Vorspiel viel weiter geht und viel mehr Aktionen umfasst als den Austausch von Zärtlichkeiten im direkten Kontakt miteinander. Trotzdem ging es hier seitdem nur darum. Das möchte ich in diesem Kapitel um zumindest eine hilfreiche Praktik ergänzen: das sogenannte Sexting, also das Versenden erotischer Kurznachrichten beispielsweise per Handy. Was Dirty Talk ist, wenn man miteinander schläft, kann Sexting beim Vorspiel sein.

Beim Sexting lernst du, deine erotische Sprache zu finden, um damit deine Wünsche und Fantasien auszudrücken. Viele von uns können das nicht automatisch – aber das Verfassen einer entsprechenden Kurznachricht bietet die Zeit, das zu lernen, bis man sich dabei immer weniger gedanklich verkrampft, sondern flüssig drauflostippen kann. Unnötige Hemmungen werden dabei früher oder später überwunden. Zudem kannst du dir den Wortwechsel mit deinem Lover später noch einmal in aller Ruhe durchlesen und dabei ein zweites Mal in Stimmung kommen. Vielleicht gelangst du dabei eigenhändig zum Höhepunkt.[52]

Folgende Tipps können dir dabei helfen, ein wahrer Profi beim Sexting zu werden:

- Bevor du überhaupt loslegst, solltest du dich kurz fragen, in welcher Situation sich dein Partner wohl gerade befindet und wie groß die Chancen stehen, dass er für das, was du vorhast, aufnahmebereit ist. Wenn ihm vor Stress der Kopf schwirrt oder er gerade einen Krankenbesuch macht, kann selbst ein genialer erotischer Text nur schräg und unpassend wirken. Natürlich weißt du nicht genau, was gerade um deinen Partner herum passiert, wenn du nicht an seiner Seite bist, aber vielleicht besitzt du einige Anhaltspunkte, um das abschätzen zu können. Im Zweifel fragst du ihn eben vorher, was er gerade treibt, statt unmittelbar mit dem Sexting loszulegen.

- Du kannst auch austesten, wie aufnahmebereit dein Partner in diesem Moment ist, indem du ihm etwas schreibst, was sich in eine erotische Richtung bewegen kann, aber nicht muss – beispielsweise »Ich bräuchte jetzt dringend eine Massage« oder »Ich habe heute von dir geträumt«.

- Wenn dein Partner den Eindruck macht, dass er auf Sexting gerade nicht so gut eingehen kann, findest du dich am besten damit ab, statt ihn zu bedrängen, und machst bei einer anderen Gelegenheit einen neuen Anlauf.

- Sollte eine Antwort deines Partners zunächst ausbleiben, muss das allerdings nicht unbedingt daran liegen, dass er keine Lust hat. Vielleicht muss er auch einfach nur überlegen, wie er am besten antwortet. Im Gegensatz zu dir hatte er vermutlich keine Gelegenheit, das Ganze vorher zu planen und in einem Ratgeber Tipps dazu zu studieren.

- Du brauchst nicht gleich in die Vollen zu gehen, indem du das schreibst, was die Hauptfigur in einem Porno stöhnen würde. Im Gegenteil: Das würde – vermutlich – nicht zu dir und zur Situation passen und deshalb unnatürlich wirken. Schreib am besten das, was du zu deinem Partner sagen würdest, wenn ihr euch kurz vor dem Sex gegenüberstündet, dann passt das schon. Sobald dein Partner einsteigt, könnt ihr das Gespräch in einer Art wechselseitiger Eskalation immer prickelnder werden lassen. Eine solche Eskalation wirkt viel natürlicher, als wenn schon der Beginn hardcore wirkt. Der allmähliche Aufbau ist auch emotional befriedigender.

- Vermutlich wird dabei auch die Wortwahl etwas deftiger. Aber auch das ist deinem Naturell und dem deines Partners überlassen. Manche Menschen erregt es, wenn ihnen ihr Lover Wörter wie »Schwanz« und »ficken« sendet, andere reagieren leicht pikiert. Medizinische Ausdrücke wie »Penis« und »Vagina« passen allerdings eher in einen Sex-Ratgeber wie diesen als in heißen Dirty Talk. Du findest es schwierig, das sprachlich genau richtige Level zu finden? Verständlich, vor diesem Problem stehen Erotikautoren bei jedem neuen Buch. Aber nur Mut: Im Gegensatz zu ihnen hast du als Zielgruppe nur eine einzige Person, bei der du abschätzen können solltest, was bei ihr gut ankommt und was nicht.

- Ein möglicher Einstieg in eine solche Unterhaltung kann darin bestehen, dass du in Erinnerungen daran schwelgst, wie toll euer letzter erotischer Kontakt war: Je plastischer und detaillierter du das tust, desto wirkungsvoller dürfte es sein. Du kannst deinem Liebsten aber auch schreiben, wie scharf er ausgesehen hat, als du ihn das letzte Mal angeschaut hast, und welche Gefühle und Begierden sein Anblick in dir ausgelöst hat.

- Wenn dein Partner ein Kerl ist, dürfte es wirkungsvoll sein, wenn du ihm schreibst, inwiefern er in deinen Augen besonders männlich erscheint. Teile ihm mit, in welcher Hinsicht du ihn stark findest, respektierst und warum du dich ihm gern vertrauensvoll hingibst. Dabei brauchst du dich nicht an alten Rollenbildern zu orientieren, sondern kannst darüber schreiben, was Männlichkeit für dich persönlich bedeutet. Ist deine Gesprächspartnerin weiblich, kannst du ihr schildern, warum sie für dich eine echte Traumfrau ist. Generell ist es sinnvoll, deinem Partner unmissverständlich mitzuteilen, was dich an ihm erregt – auch wenn du glaubst, dass ihm das sowieso schon klar ist.

- Teile deinem Partner mit, dass du ihn vermisst. Daran kannst du leicht anknüpfen, was du jetzt mit ihm tun würdest, wenn er bei dir wäre. Auch das kannst du so lang ausschmücken, wie lang es dir und deinem Liebsten Spaß macht. Du kannst aber auch bewusst vage formulierte Versprechen einsetzen, um seine Neugierde anzufachen. Dann würdest du Sätze schreiben wie »Was ich heute mit dir vorhabe, wird dich wirklich umhauen« oder »Ich werde schon heiß, wenn ich nur daran denke, was ich für dich geplant habe.« Das Kopfkino deines Partners bringst du damit ganz bestimmt auf Trab.

- Du kannst das Kopfkino deines Partners auch in Gang setzen, indem du ihm beschreibst, was für eine aufreizende Kleidung du trägst und welche Dessous darunter – oder auch nicht …

- Wenn du deinem Partner heiße Versprechungen machst, übertreibe es nicht derart, dass er sich dadurch unter Druck gesetzt fühlen könnte. »Ich verschaffe dir den besten Orgasmus deines Lebens« zum Beispiel könnte insbesondere bei Menschen, die Schwierigkeiten haben, zum Höhepunkt zu gelangen, nach hinten losgehen, weil du damit eine Erwartung aufbaust, die sie vielleicht nicht erfüllen können. Ein etwas allgemeineres Versprechen wie das einer »wunderbaren Nacht« ist unter Umständen geschickter.

- Natürlich ist Sexting keine einseitige Sache, sondern ein möglichst lebendiger Dialog. Wenn dein Partner zunächst noch nicht richtig einsteigt, kannst du ihn zum Beispiel dadurch aus der Reserve locken, dass du ihm schilderst, wie sehr du dich gerade nach seinen Berührungen sehnst, um ihn dann zu fragen, was er jetzt am liebsten mit dir anstellen würde, wenn er könnte.

- Du kannst deinen Partner auch durch Auslassungen und Andeutungen dazu bringen, sich stärker zu beteiligen. Beispielsweise könntest du schreiben: »Ich stelle mir uns beide gerade auf einer verlassenen Waldlichtung vor, wo wir …«, um dann abzubrechen und ihn einsteigen zu lassen. Ähnlich motivierend sind Fragen wie: »Ich hatte gerade den heißesten Traum von dir. Was glaubst du wohl, was ich geträumt habe?« Sobald er einmal begonnen hat, brauchst du ihn nur noch anzufeuern mit Sätzen wie: »Das macht mich scharf, wie geht es weiter?« oder »Ich werde ganz heiß, hör bloß nicht damit auf«.

- Du brauchst nicht unbedingt das zu schildern, was du wirklich tust. »Ich bin gerade aus der Dusche gekommen und immer noch nackt« kannst du auch schreiben, wenn du in Wahrheit seit Stunden in deinem Sessel sitzt. Sexting ist keine akkurate Situationsbeschreibung, sondern spielt sich oft in der Fantasie der Beteiligten ab.

- Sexting ist eine Gelegenheit, auch dann mit Elementen erotischer Macht und Unterwerfung zu experimentieren, wenn man sich das im realen Leben (noch) nicht trauen würde. Du kannst deinem Lover Sätze senden wie »Ich werde alles tun, was du verlangst« und »Ich möchte, dass du mich dieses Mal bestrafst« oder aber deine dominante Seite ausprobieren: »Ich stelle mir gerade vor, dich ans Bett zu fesseln« und »Du spürst meine Lippen ganz nah an deinen, aber du darfst mich nicht küssen«.

- Es ist nicht nötig, dass du einen halben Roman schreibst – im Gegenteil: Sobald euer Textaustausch richtig begonnen hat, solltest du so knapp antworten, wie es gerade nötig ist, um deine Gedanken zu vermitteln.

Andernfalls bleibt deinem Partner nichts anderes übrig, als minutenlang auf die drei Punkte zu starren, bis es weitergeht (oder welches Signal ihm seine App auch immer dafür anzeigt, dass sein Gesprächspartner gerade tippt). Während das schon bei normalen Chats nervig sein kann, ist es fatal bei dem Versuch, erotische Stimmung aufzubauen.

- Der Paarberater Jordan Gray befindet zu den Vorzügen sehr kurzer Texte: »*Wenn dein Partner die Nachrichtenvorschau am Bildschirm seines Handys aktiviert hat, kannst du ihm ein schnelles Schaudern oder Grinsen entlocken, wenn er während Besorgungen, Konferenzen oder Unterhaltungen die Uhrzeit überprüft. Falls er sich in einer beruflichen Situation befindet, wird er seine Reaktion vor anderen verbergen wollen, was supererotisch ist. Wenn er hingegen in einem zwanglosen Gespräch mit Menschen seines Vertrauens steckt, wird er dich wahrscheinlich erwähnen, nachdem seine Freunde ihn gefragt haben, worüber er grinst. Das ist eine Win-win-Situation.«*[53]

- Statt heißen Worten kannst du auch anregende Fotos verschicken, zum Beispiel von neuen Dessous oder einem Sextoy, das du dir gerade gekauft oder aus deiner Schublade hervorgeholt hast. Auch Aufnahmen von Körperteilen wie deinem Mund oder deinem Bauchnabel können das Begehren deines Partners steigern. Nacktfotos oder gar Videos, auf denen man auch dein Gesicht sehen kann, sind allerdings oft heikel, weil dabei das Risiko besteht, dass sie Menschen zu sehen bekommen, für die sie nicht gedacht sind. Hilfreich können hier Apps sein, die die Fotos direkt nach dem Anschauen löschen.

- Statt einem Foto kannst du deinem Lover auch einen kurzen Auszug aus einer erotischen Geschichte zumailen, die du online gefunden hast und die dir besonders gut gefällt.

Wenn du all diese Tipps beherzigst, die zu euch und eurer Situation passen, seid ihr, noch bevor ihr euch wiederseht, so aufgeheizt, dass ihr es kaum noch abwarten könnt, einander die Klamotten vom Körper zu reißen.

### *Wie kann euer Vorspiel durch Pornos besonders gut werden?*

In all meinen Ratgebern vertrete ich die Auffassung, dass sich niemand auf sexuelle Aktivitäten einlassen sollte, die ihm ernsthaft widerstreben. Das gilt natürlich auch für das Betrachten von Pornos: Wenn dich dieses Genre eher abschreckt als anmacht, gibt es keinen Grund, warum du dich zum Sehen von Pornofilmen zwingen solltest. Solltest du diesem Genre aber aufgeschlossen gegenüberstehen, können Pornos für euer Vorspiel ausgesprochen gewinnbringend sein.

Allerdings muss man auch bei diesem Thema zunächst ein hartnäckiges Geschlechterklischee aus dem Weg räumen: nämlich dass Frauen Pornos grundsätzlich kaum oder gar nicht genießen. Dieser Glaube hat sich hierzulande vor allem dank des radikalen Feminismus unter Publizistinnen wie Alice Schwarzer mit Slogans wie »Pornografie ist die Theorie, Vergewaltigung ist die Praxis« verbreitet. Allerdings gibt es zuhauf auch pornofreundliche Feministinnen[54]; sie genießen in unseren Medien nur nicht so eine starke Plattform wie jenes Lager, das so wunderbar mit religiösen Hardlinern harmoniert. Was Frauen generell angeht: Sechzig Prozent von ihnen genießen regelmäßig Pornos[55], etwa ein Drittel aller Frauen sogar wöchentlich.[56] Wenn du ein Mann bist, wäre es also grundfalsch, deiner Partnerin allein deshalb einen solchen Vorschlag nicht zu machen, weil du vermutest, als Frau könne sie doch nur ablehnend reagieren.[57]

Was spricht dafür, Pornos zum Teil eures Vorspiels zu machen?

- Studien zufolge berichten Paare, die sich Pornos ansehen, über eine stärkere Hingabe zueinander und eine höhere sexuelle Zufriedenheit. »Wenn man sich gemeinsam Pornos anschaut, muss man voreinander nichts verbergen«, erklärt die Sex- und Beziehungsexpertin Christie Hartman. »Und offen und ehrlich zu sein, stärkt eure Bindung.«[58] Die Mehrheit der Frauen, die sich Pornos zusammen mit einem Partner ansehen, gibt an, dass sich dies positiv auf ihr Sexualleben ausgewirkt hat.[59]

- Pornos sind eine gute Gelegenheit, die eigenen sexuellen Wünsche zur Sprache zu bringen. Während dies im Alltag oft unpassend erscheint und beim Sex ein solches Gespräch die Entfaltung der Leidenschaft hemmt, bietet sich der Genuss von Pornos hierfür geradezu an. Statt einen Wunsch direkt zu äußern, kannst du beim gemeinsamen Schauen einer Filmszene einfach vorfühlen, indem du sagst: »Das sieht aus, als könnte das Spaß machen« – um zu sehen, ob dein Partner begeistert, grundsätzlich offen, eher ablehnend oder entsetzt reagiert. Mehr als die Hälfte der für eine Studie befragten Frauen berichtet, dass das gemeinsame Anschauen von Pornos ihnen Selbstvertrauen gibt, explizit darum zu bitten, was sie sich wünschen.[60]

- Pornos verstärken die sexuelle Lust – und zwar oft entscheidend: Für 73 Prozent aller Frauen sind solche Filme der schnellste Weg zum Orgasmus.[61] Allein zu erleben, wie der Partner von einer Szene erregt wird, kann einen auch selbst in Fahrt bringen.

- Von neuen Stellungen bis zu ungewöhnlichen Aktivitäten: Pornos bringen einen auf Ideen, auf die man selbst nicht so leicht gekommen wäre.

Die Frauenzeitschrift Cosmopolitan hat Aussagen mehrerer Frauen über ihren Porno-Genuss zusammengestellt, von denen ich einige erwähnenswert finde:

*»Pornos mit meinem Partner zu sehen, ist bei Weitem das Beste, wozu wir uns je in unserem Sexualleben entschlossen haben. Es war der Katalysator für buchstäblich alles andere, was wir versucht haben und lieben. Es ist besonders hilfreich für schüchterne Menschen, denn es bricht das Eis der Diskussion über Fetische und besondere Vorlieben, auch solche, denen du dir vielleicht selbst nicht be-*

*wusst bist. Es ist auch toll für die Nächte, in denen du zu müde bist, um Sex zu haben. Statt darauf zu verzichten, kannst du dein Tablet schnappen und dir mit deinem Partner einen runterholen. Es ist eine Ebene der Intimität, die euch miteinander verbindet, da ihr die tiefsten, dunkelsten sexuellen Wünsche eures Partners kennenlernen und beobachten könnt, während ihr wisst, dass sie sich selbst in dieser Situation vorstellen. Also. Verdammt! Heiß.«*

*»Ich liebe es, die Frauen zu sehen, die mein Partner scharf findet. Es macht mich an und gibt mir das Gefühl, ihm näher zu sein, wenn ich weiß, dass er seine privaten Wünsche mit mir teilen möchte. Wir teilen auch gern Szenen, die uns wirklich in Fahrt bringen, und das verstärkt den Dirty Talk.«*

*»Es ist eine fantastische Möglichkeit, sich gegenseitig aufzugeilen und zu erfahren, was dein Partner will und genießt! Es gibt nichts, was ich mehr liebe, als zu sehen, wie seine Augen aufleuchten, wenn er plötzlich merkt, dass ich auf etwas stehe, das ihm gefällt, und umgekehrt. Das eröffnet den Dialog und schafft eine Möglichkeit, offener und intimer*

*zu kommunizieren, als man es etwa bei der Fahrt zum Essen tun könnte. Es ist wahnsinnig heiß und macht Spaß!«*[62]

Die folgenden Hinweise können dir dabei helfen, ebenfalls Spaß mit Pornos zu haben.

- Als Erstes stellt sich die Frage, wie du deinen Partner überhaupt darauf ansprichst, ob es für euch infrage käme, gemeinsam solche Filme zu sehen. Wie du das am besten angehst, hängt zwar stark vom Naturell deines Partners ab, aber grundsätzlich empfiehlt sich eine unbefangene Frage wie: »Hast du jemals darüber nachgedacht, zusammen einen Porno zu gucken?« Erwarte nicht unbedingt sofort eine Entscheidung von deinem Partner, sondern lass die Vorstellung erst einmal in ihm reifen.

- Wenn du ihn erneut darauf ansprichst, hast du die Grundlage für ein Gespräch darüber gelegt, wie ein solcher Filmabend den Bedürfnissen von euch beiden gerecht werden könnte: Welche Filme kommen infrage?

Wollt ihr sie gemeinsam aussuchen – was ebenso anregend sein kann, wie es Einblick in die Vorlieben deines Partners verschafft – oder möchte einer von euch die Aufgabe übernehmen, einen Film zu finden, der euch beiden zusagen dürfte? Wenn einer von euch sich dazu bereit erklärt, möchte ihm sein Partner bestimmte Tabus nennen, von denen er lieber nichts sehen möchte? Ihr könnt euch auch abwechseln, sodass mal der eine die Auswahl trifft und mal der andere.

- Als Abspielmedium dürfte sich am ehesten ein Laptop eignen: Das Bild ist groß genug, und wenn ihr den Laptop zum Beispiel mit ins Bett nehmt, könnt ihr ihn leicht beiseitelegen, um zu euren eigenen erotischen Spielen überzugehen.

- Natürlich braucht ihr dafür nicht zu warten, bis der Film zu Ende ist. Ihr könnt euch auch auf einen Satz oder ein Signal einigen, das der eine dem anderen gibt, wenn er so aufgeheizt ist, dass er jetzt gleich zur Tat schreiten möchte, und brecht den Porno dann ab. Es kann aber auch luststeigernd sein, wenn man seine Erregung im Zaum halten muss, bis der Film zu Ende ist und bis zu diesem Moment nur kleine Zärtlichkeiten »erlaubt« sind.

- Denkt daran, dass die meisten Pornos so konstruiert werden, dass sie ästhetisch reizvoll und anregend sind – nicht als Anleitung, die gezeigten Szenen genauso nachzumachen. Wenn ihr also nicht so abgeht wie die Darsteller, liegt das nicht unbedingt daran, dass ihr etwas »falsch« macht. Vielleicht ist der Grund vielmehr, dass bei dem Film ein wenig getrickst wurde, weil die Hersteller zum Beispiel mal ein paar kreativere Stellungen zeigen wollten, auch wenn diese Positionen im wahren Leben wenig lustvoll sind. Ihr dürft den Porno also auch mit dem nötigen Humor sehen und braucht mit sarkastischen Kommentaren nicht unbedingt zu sparen.

- Genauso wenig solltet ihr euren Körper mit dem der Darsteller vergleichen, um euch dann als minderwertig vorzukommen. Beim Casting dieser Darsteller dürfte ein wesentliches Kriterium gewesen sein, dass ihr Körper in bestimmter Hinsicht besonders viel zu bieten hat. Ihr vergleicht euch schließlich auch nicht mit Olympiateilnehmern, wenn ihr zusammen mit Freunden Sport treibt. Um bei deinem Partner solche Gedanken gar nicht erst entstehen zu lassen, kannst du ihm ruhig noch einmal offen mitteilen, was dir an ihm und seinem Körper besonders gut gefällt und warum du mit ihm ins Bett gehst, statt mit jemand anderem.

- Sprecht nach dem Film (und eventuell dem daran anschließenden Sex) darüber, wie die gezeigten Szenen auf euch gewirkt haben: Was hat euch gut gefallen und was überhaupt nicht? Was könntet ihr euch vorstellen, einmal auszuprobieren? Was kommt überhaupt nicht infrage?

- Wenn einer von euch für erotische Filme partout nicht zu begeistern ist: Wie wäre es dann mit einem anderen Medium, zum Beispiel einem erotischen Hörbuch? Ebenso gut kann einer dem anderen eine erotische Geschichte vorlesen, die er online oder in einem Buch entdeckt hat. Das kann dieselben positiven Auswirkungen wie das Sehen eines Pornos haben und euch für den darauffolgenden Sex in Stimmung bringen.[63]

Damit sind wir am Ende dieses Ratgebers angelangt. Dir steht jetzt ein umfangreiches Repertoire zur Verfügung, mit dem du dafür sorgen kannst, dass euer Vorspiel niemals langweilig wird, sondern mindestens ebenso toll und beglückend ist wie der Geschlechtsverkehr selbst. Ich wünsche euch endlos viele wunderbare Momente dieser Art.

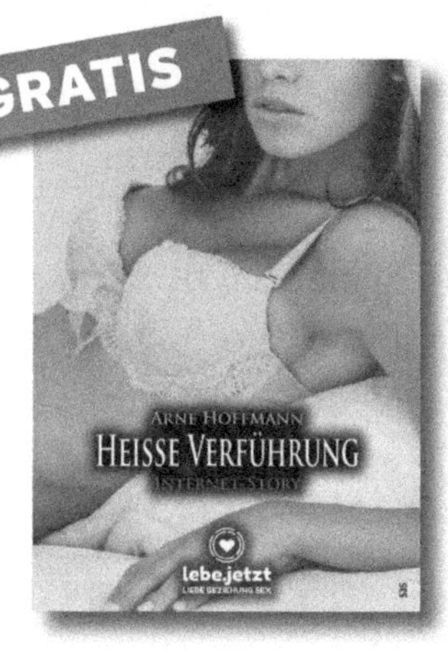


# Leseprobe:

## Arne Hoffmann

## Heisse Verführung

Es gibt eine Frau, die ich liebe und von der ich träume.

Genau jetzt zum Beispiel. Ich sitze auf meinem Stammplatz in der Cocktailbar am Hauptbahnhof. Aus der Anlage ertönt Katy Perrys What Makes a Woman. Du sitzt am Tresen und flirtest ein bisschen mit dem Barkeeper, den du seit Jahren kennst. Ihr seid sichtlich gut gelaunt.

Irgendwann muss sich der Barkeeper einem anderen Gast zuwenden. Du widmest dich kurz deinem Smartphone, dann schaust du dich um und entdeckst mich. Ich lächle dir zu. Du zögerst nicht lange, schlenderst zu mir herüber und schenkst mir dein Lächeln, das mir wie immer durch und durch geht.

»Hi«, sagst du, als du meinen Tisch erreicht hast. »Woran denkst du?«

Ich lade dich ein, dich neben mich zu setzen, was du gern annimmst. Wir beginnen uns zu unterhalten, so über dies und das, flattern mit leichten Flügeln von einem Thema zum nächsten. Immer mehr verlieren sich meine Blicke in deinen haselnussbraunen Augen und du kannst deine Blicke nicht von meinen Augen lassen.

Wir kommen uns immer näher: bald so nah, dass jeder die Wärme des anderen spüren kann. Sanft lege ich meine Hand auf deinen Schenkel. Du lässt es geschehen, auch als sie immer weiter hinaufwandert. Nur dein Atem geht etwas heftiger.

Allmählich wandert mein Blick zu deinen vollen Lippen. Wie gern ich sie jetzt küssen würde …

Dua Lipa umsäuselt gerade ihren sugarboo, als ich meine Hand von deinem Schenkel löse, um stattdessen das lange Haar zu kraulen, das dir in den Nacken fällt. Dein Mund ist jetzt nur noch Zentimeter von meinem entfernt. Jeder von uns spürt, was im anderen vorgeht.

»Gehen wir zu dir?«, flüstere ich, wohl wissend, dass deine Wohnung nur einen Katzensprung entfernt ist.

Als du lächelnd nickst, macht mein Herz einen Satz. Wir stehen gleichzeitig auf, bezahlen unsere Getränke. Der Barkeeper zwinkert dir zu: Er kapiert, was passiert.

Draußen ist es frostig kalt und der Boden ist immer noch vereist. Du hakst dich bei mir unter und wir geben einander gegenseitig sicheren Halt. Dein heißer Atem und meiner mischen sich.

An einer roten Ampel stoppen wir kurz. Ich stehe dicht hinter dir, rieche den Duft deines Haares, und als ich dir deinen Namen ins Ohr raune, liegt darin mein ganzes Begehren. Du machst einen kleinen Schritt zurück und presst deinen Körper gegen mich. Meine Hand wandert an deiner Vorderseite herab zu deinem Schoß. Du kommst ihr mit deiner Hand entgegen und unsere Finger berühren sich, verschränken sich ineinander. Die Ampel ist längst grün geworden, aber das interessiert uns nicht, als ich deine Hand in die Höhe führe, meinen Kopf ein wenig beuge und einen Kuss auf deine Finger hauche.

Urplötzlich wendest du dich vollständig zu mir um, schmiegst dich an mich und presst deine Lippen auf meine. Kannst du trotz der dicken

Winterkleidung, die wir tragen, spüren, wie meine Erektion immer weiter wächst?

Wir müssen beide einsehen, dass eine noch immer recht stark befahrene Straße in einer kalten Winternacht nicht der ideale Ort ist, um einander an die Wäsche zu gehen. Also geben wir uns einen Ruck und beeilen uns, endlich zu deiner Wohnung zu gelangen. Minuten später öffnest du die Tür.

Deine Wohnung ist genauso gemütlich, liebevoll und zugleich stilsicher eingerichtet, wie es zu dir passt und wie ich es mir immer vorgestellt habe. Während ich mich ein wenig umsehe, schaltest du deinen Laptop ein, um auf eine deiner Playlists zuzugreifen. Dann ist Dua Lipas Levitating zu hören: derselbe Song, der uns eben in der Bar in Stimmung gebracht hatte. Offenbar möchtest du genau an diese Stimmung anknüpfen.

Du nimmst Teelichter und Kerzen aus einem Schrank, reichst mir einige davon und wir machen uns daran, sie anzuzünden und in deinem Wohnzimmer zu verteilen. Als wir damit fertig sind, schaltest du die Deckenbeleuchtung aus. Die flackernden Lichter malen unsere Schatten an die Wand.

Ich gönne es mir, dich ohne Eile in deiner ganzen Schönheit zu betrachten. Du weißt schon seit einiger Zeit, wie sehr du mich faszinierst.

Jetzt trittst du auf mich zu und legst deine Hand auf meine Brust. Wieder kann ich die Wärme spüren, die von dir ausgeht. Wenn es möglich wäre, würde ich dich am liebsten umarmen und so mit dir niedersinken in einem ewig langen, fast schwebenden Fall, umgeben von all den Lichtern und der Musik.

Stattdessen teilen wir einen weiteren leidenschaftlichen Kuss, und das Gefühl, das ich dabei spüre, ist nicht so viel anders, als wenn wir zusammen in eine endlose Tiefe sinken würden.

Du löst dich von mir, schenkst mir ein schelmisches Grinsen, dann ergreifst du deinen Cardigan und ziehst ihn dir über den Kopf. Darunter kommt ein weinroter Spitzen-BH zum Vorschein. Von einer Sekunde zur anderen bin ich noch ergriffener von deinem Anblick als zuvor.

»Du bist wunderschön«, sage ich, während ich deine Schulter mit meiner Hand umfasse, meine Finger nur Zentimeter vom Riemen deines BHs entfernt. Der Zauber, der von dir ausgeht, ist so intensiv geworden, dass ich kaum atmen kann.

Es fällt mir schwer, meinen Blick von deinen Brüsten zu lösen, aber deine Augen sind nicht weniger anziehend, nicht weniger wunderbar. Ich bin hin und weg von dir. Erneut treffen meine Lippen auf deine. Dann wandern sie wie von selbst an deinem Hals herab.

Du lässt ein wohliges Stöhnen hören. Unter dem dünnen Stoff des BHs zeichnen sich deine steifen Nippel deutlich ab. Du fühlst dich offenkundig ebenso gut wie ich. ...

Weiterlesen kostenlos ...

# *Verwendete Literatur*


- Adereyko, Olga: Foreplay A to Z: How to Initiate Sex and Improve Your Sex Life. Online unter https://flo.health/menstrual-cycle/sex/pleasure/foreplay.
- Amante, Chase: Where to Touch on Her Body Before You Get to Foreplay. Online unter https://www.girlschase.com/content/where-touch-her-body-you-get-foreplay.
- Astroglide Team: 10 Tips for Watching Porn With Your Partner. Online unter https://astroglide.com/blog/5-tips-for-watching-porn-with-your-partner.
- Azodi, Mina und andere: 15 Body Parts You Should Never Ignore During Foreplay. Online unter https://www.cosmopolitan.com/sex-love/a3065/best-foreplay-tips-1109.
- Baum, Isadora: 6 Erogenous Zones You Need to Pay More Attention to During Sex. Online unter https://www.health.com/sex/erogenous-zones.
- Berman, Laura: 20 Best Foreplay Tips For Women To Please Him In Bed. Online unter https://www.promescent.com/blogs/learn/foreplay-tips-for-women.
- Bloom, Linda und Charlie: Foreplay, Play, Orgasm, and Post-Orgasm. Online unter https://www.psychologytoday.com/us/blog/stronger-the-broken-places/201902/foreplay-play-orgasm-and-post-orgasm.
- Bokody, Nadia: Sexting für Anfänger: So funktioniert Sextalk per Smartphone. Online unter https://www.o-diaries.com/de/sexting-fuer-anfaenger.
- Brümmer, Stephanie: Das Vorspiel: Die besten Tipps zum »Anheizen«. Online unter https://www.bildderfrau.de/lust-liebe/liebe-sex/article217052369/Das-Vorspiel-Mit-diesen-Ideen-wird-es-richtig-heiss.html.
- Bull, Marian und Bateman, Hallie: You Asked: How to Undress a Woman. Online unter https://www.maxim.com/maxim-man/you-asked-how-to-undress-a-woman-2016-1.
- Buzinko, James: 8 Foreplay Tips That Will Drive Her Wild. Online unter https://thestallionstyle.com/8-foreplay-tips-that-will-drive-her-wild.
- Castleman, Michael: Surprise: Men Enjoy – and Want – Foreplay. Online unter https://www.psychologytoday.com/us/blog/all-about-sex/201708/surprise-men-enjoy-and-want-foreplay.
- Chase, Elle: Three Erotic Places to Stimulate a Man Other Than His

Genitals. Online unter https://www.kinkly.com/2/8217/sex-tips/foreplay/three-erotic-places-to-stimulate-a-man-other-than-his-genitals.

- Christopher: Handjob and Foreplay Tips. Online unter https://hookupland.com/dating-tips/handjob-and-foreplay-tips.
- Clitical.com: 10 Things You Didn't Know About Foreplay. Online unter https://www.kinkly.com/2/745/beyond-missionary/foreplay/10-things-you-didnt-know-about-foreplay.
- Corbett, Holly: 8 Male Erogenous Zones You're Probably Ignoring During Sex. Online unter https://www.shape.com/lifestyle/sex-and-love/8-new-ways-touch-your-guy-during-sex.
- Cosmo Frank und andere: The 14 Very Best Foods to Have Sex With, Ranked. Online unter https://www.cosmopolitan.com/sex-love/news/a35018/best-foods-to-have-sex-with-ranked.
- David, Frank und Jepsen, Helge: First Date – das Kochbuch für das erste Mahl. Hädecke 2001.
- Dr. Jess: 6 Super Sexy Foreplay Tips You'll Want to Try Tonight. Online unter https://astroglide.com/blog/foreplay-tips.
- Drucker, Ali: How To Watch Porn As A Couple. Online unter https://www.refinery29.com/en-us/couples-watching-porn-together.
- Editors of Men's Health: 21 Foreplay Tips to Please Her in Bed. Online unter https://www.menshealth.com/sex-women/a19539960/foreplay-and-sex-tips.
- Elder, Sean: Sexual Foreplay: What's in It for Men? Online unter https://www.webmd.com/men/features/sexual-foreplay-whats-for-men.
- Foria: Sex With Emily: 5 Steps To Become A Foreplay Champ (And Why It Matters). Online unter https://www.foriawellness.com/blogs/learn/sex-with-emily-5-steps-foreplay.
- Fox, Alix: How to fill six minutes of foreplay to ensure better sex with your partner. Online unter https://www.thesun.co.uk/fabulous/11007874/six-minutes-foreplay-better-sex.
- Gainsburg, Marissa: Why Watching Porn Is The Hottest Thing You Can Do With Your Partner. Online unter https://www.womenshealthmag.com/sex-and-love/a19950075/watching-porn-together.
- Gajek, Katja: Versaute SMS: Mit sexy Texten heiß machen. Online unter https://www.desired.de/liebe/sex/versaute-sms-mit-sexy-texten-heiss-machen.

- Geller, Lindsay: The 20 Best Foreplay Tips You Need To Try Tonight, According To Sex Experts. Online unter https://www.womenshealthmag.com/sex-and-love/a28576667/best-foreplay-tips.
- Georgopulos, Stephanie: 8 Guys and a Doctor Discuss Hand-Washing Before Vagina-Touching. Online unter https://www.womenshealthmag.com/sex-and-love/a19955899/hand-washing-vagina-touching.
- German, Ashley: This Is the Spot Where You Want to Be Touched Most During Foreplay. Online unter https://www.womenshealthmag.com/sex-and-love/a19956534/womens-favorite-erogenous-zones.
- Gillette, Beth: 8 Acts of Foreplay to Try This Weekend. Online unter https://theeverygirl.com/foreplay.
- Gilmour, Paisley: How to do foreplay: 11 tips for better love play before sex. Online unter https://www.netdoctor.co.uk/healthy-living/sex-life/a2307/foreplay.
- Gray, Jordan: 69 Red Hot Foreplay Tips For A Better Sex Life. Online unter https://www.jordangrayconsulting.com/foreplay-tips.
- Gray, Jordan: The Ultimate Sexting Guide: 100+ Sexy Texts To Turn Them On Like Crazy. Online unter https://www.jordangrayconsulting.com/ultimate-sexting-guide.
- Green, Amanda: How To Mix Sex With Food For The Best Foreplay Ever. Online unter https://www.yourtango.com/2013181036/food-foreplay-101-7-tips-using-food-bedroom.
- Held, Markham: How to Watch Porn Together. Online unter https://www.shape.com/lifestyle/sex-and-love/how-watch-porn-together.
- Hoffmann, Arne: Erotische Massage. lebe.jetzt 2020.
- Hoffmann, Arne: 50 einfache Dinge, die Männer über Sex wissen sollten. Westend 2011.
- Hoffmann, Arne: Quickies. lebe.jetzt 2021.
- Hoffmann, Arne: Romantischer Sex. Passion Publishing 2010.
- Holzberg, Oskar: Ode an das Vorspiel. Online unter https://www.brigitte.de/woman/leben-lieben/liebe-sex/das-intimste-am-sex--ode-an-das-vorspiel-10222072.html.
- Hsieh, Carina und Andrews, Taylor: 29 Hot Spots on a Man's Body You Should Definitely Know About. Online unter https://www.cosmopolitan.com/sex-love/a2299/9-triggers.
- Jalili, Candice: The Truth About Why Neck Kisses Feel So Effing Good.

Online unter https://www.cosmopolitan.com/sex-love/a26008076/neck-kiss-meaning.

- Jameson, Sean: 22 Foreplay Tips, Ideas, Techniques & Games For Intense, Wild Sex. Online unter https://badgirlsbible.com/foreplay-tips.
- Jameson, Sean: 4 Crazy-Kinky Games That Will Drive You Both WILD. Online unter https://www.yourtango.com/experts/sean-jameson/foreplay-games.
- Kehoe, Meg: Is Food Play A Real Thing? 9 Foods To Incorporate Into Sex. Online unter https://www.romper.com/p/is-food-play-a-real-thing-9-foods-to-incorporate-into-sex-24775.
- Kinkly Staff: Quiz: Test Your Knowledge About Foreplay. Online unter https://www.kinkly.com/quiz-test-your-knowledge-about-foreplay/2/17443.
- Kinkly Staff: Squeeze Box: A Guide to Heavenly Breast Play. Online unter https://www.kinkly.com/2/12575/sex-tips/foreplay/squeeze-box-a-guide-to-heavenly-breast-play.
- Krischer, Hayley: 7 Awesome Erogenous Zones. Online unter https://www.webmd.com/sex-relationships/features/7-awesome-erogenous-zones.
- Lampkin, Liz: Recipes for Romance. AuthorHouse 2006.
- Lange, Katja: Erotic Food. Gräfe & Unzer 2001.
- Love, Tamar: The Sensual Bath. Sterling 2008.
- Lazarus, Molly: How to Make Foreplay the Main Event. Online unter https://www.kinkly.com/how-to-make-foreplay-the-main-event/2/18739.
- Mandriota, Morgan: 10 Foreplay Ideas That Can Be Even Hotter Than Penetration. Online unter https://www.shape.com/lifestyle/sex-and-love/best-foreplay-ideas.
- Marin, Vanessa: 6 New Rules For Foreplay. Online unter https://www.bustle.com/articles/103888-how-much-foreplay-is-normal-6-things-to-remember-about-your-right-to-warm-up.
- Miller, Andrea: Actual and desired duration of foreplay and intercourse: discordance and misperceptions within heterosexual couples. In: Sex Research Nr. 41, 3/2004, S. 301–309. Online unter https://pubmed.ncbi.nlm.nih.gov/15497058.
- Nelson, Derrick: 11 Foods to Increase Libido. Online unter http://uk.askmen.com/dating/love_tip_200/230_love_tip.html.
- N.N.: 21 Foreplay Ideas & Tips You'll Be Dying to Try. Online unter https://www.glamour.com/story/new-foreplay-ideas.

- N.N.: Die besten Ideen für die Ouvertüre. Online unter https://www.fitforfun.de/sex-soul/lust/vorspiel-varianten-die-besten-tipps-fuer-die-ouvertuere-aid-8651.html.
- N.N.: How to Watch Porn Together. Online unter https://www.forhers.com/blog/how-to-watch-porn-together.
- N.N.: How watching porn together makes these 8 couples' sex lives better. Online unter https://www.cosmopolitan.com/uk/love-sex/sex/a12843419/watching-porn-together.
- N.N.: Not Just a FootJob: 14 Foot Foreplay Ideas To Find Your Feet. Online unter https://worldblog.mysteryvibe.com/blogs/learn/footjob-14-foot-foreplay-ideas.
- N.N.: Prickelnde Vorspiel-Ideen, die Lust in Schlafzimmer bringen. Online unter https://www.rtl.de/cms/erotisches-vorspiel-mit-diesen-ideen-wird-es-richtig-heiss-im-bett-2866849.html.
- N.N.: Sexting: So machen Sie Ihr digitales Gegenüber heiß. Online unter https://www.beziehungsweise-magazin.de/ratgeber/sex-erotik/sexting-so-machen-sie-ihr-digitales-gegenueber-heiss.
- N.N.: So funktioniert der Sex-Talk per Smartphone richtig. Online unter https://www.cosmopolitan.de/sexting-tipps-so-funktioniert-der-sex-talk-per-smartphone-richtig-68526.html.
- N.N.: Studie zeigt: Diese Art von Sex mögen Männer am liebsten. Online unter https://www.brigitte.de/liebe/sex-flirten/sex--maennern-ist-streicheln-wichtiger-als-frauen-11720936.html.
- N.N.: Tipps für das perfekte Vorspiel. Online unter https://www.salexo.de/Tipps-fuer-das-perfekte-Vorspiel.
- N.N.: Vorspiel: Es geht auch ohne – oder etwa nicht? Online unter https://www.rtl.de/cms/vorspiel-es-geht-auch-ohne-oder-etwa-nicht-1498149.html.
- N.N.: Women Are Way More Into Porn Than Many Think, Suggests Survey. Online unter https://www.huffpost.com/entry/women-and-porn-survey-ann-summers-sex_n_4297183
- Norling, Hannah: 5 Little-Known Erogenous Zones That Can Bring You More Pleasure During Sex. Online unter https://www.health.com/sex/secret-erogenous-zones.
- Pontani, Moritz: Mit diesen Ideen wird das Vorspiel so richtig heiß! Online unter https://www.cosmopolitan.de/erotisches-vorspiel-mit-diesen-ideen-wird-das-vorspiel-so-richtig-heiss-80714.html.

- Riordan, Holly: 33 Spicy-Hot Foreplay Moves That Are Guaranteed To Get Her Wet. Online unter https://thoughtcatalog.com/holly-riordan/2016/06/33-spicy-hot-foreplay-moves-that-are-guaranteed-to-get-her-wet.
- Röller, Nina: Darum solltest du mehr Sexting betreiben. Online unter https://www.desired.de/liebe/sex/vorspiel/darum-solltest-du-mehr-sexting-betreiben.
- Rohde, Fiona: Petting: Warum es mehr als nur Vorspiel ist. Online unter https://www.gofeminin.de/leidenschaft/petting-s4000310.html.
- Rohde, Fiona: Vorspiel Tipps: So wird dein Sex zu einer runden Sache! Online unter https://www.gofeminin.de/leidenschaft/vorspiel-s1877592.html.
- Santos-Longhurst, Adrienne: 38 Things to Know About Sex and Foreplay. Online unter https://www.healthline.com/health/healthy-sex/foreplay-sex.
- Sarah B.: Sexting: Erotik per Kurznachricht – so geht's! Online unter https://magazin.amorelie.de/sexting.
- Schumann, Susanne: Necking: Darum ist es als Vorspiel so beliebt. Online unter https://www.brigitte.de/liebe/sex-flirten/necking-darum-ist-es-als-vorspiel-so-beliebt-11228944.html.
- Sharkey, Lorelei und Taylor, Emma: The Big Bang. Plume 2003.
- Shpencer, Noam: The Folly of Frequently Foregoing Foreplay. Online unter https://www.psychologytoday.com/us/blog/insight-therapy/201307/the-folly-frequently-foregoing-foreplay.
- https://www.womenshealthmag.com/sex-and-love/a19956534/womens-favorite-erogenous-zones.
- Tia: Hot Tips for Extending Foreplay. Online unter https://hookupland.com/dating-tips/hot-tips-for-extending-foreplay.
- Tia: Foreplay Moves to Try with Your Next Hookup. Online unter https://hookupland.com/dating-tips/foreplay-moves-to-try-with-your-next-hookup.
- Triffin, Molly: Sexy Things To Do With Food. In: Cosmopolitan June 2007, S. 136.
- Upton, Julie: 7 Foods for Better Sex. Online unter http://www.health.com/health/gallery/0,,20307213_1,00.html
- Villiness, Zawn: Everything you need to know about erogenous zones. Online unter https://www.medicalnewstoday.com/articles/erogenous-zones.

- Vincenty, Samantha: 18 Foreplay Tips That Lead to Better Sex. Online unter https://www.oprahmag.com/life/relationships-love/a28829792/foreplay-tips.
- Weisman, Carrie: How to Treat Breasts The Right Way. Online unter https://www.fatherly.com/love-money/how-to-play-with-breasts.
- Werner, Natalie: Vorspiel: So bringt ihr euch in Stimmung! Online unter https://magazin.amorelie.de/vorspiel.
- Wittheck, Mila: Die schärfsten Vorspiel-Techniken, die Frauen wirklich wild machen. Online unter https://www.menshealth.de/sex/fingerspitzen-gefuehl-beim-vorspiel.
- Wilder, Zoe: Want Super-Hot Sex? Follow These 9 Foreplay Do's and Don'ts. Online unter https://www.kinkly.com/want-super-hot-sex-follow-these-9-foreplay-dos-and-donts/2/14235.
- Wolf, Franziska: Der ultimative Sexting-Guide für Anfängerinnen. Online unter https://www.wmn.de/love/sex/sexting-tipps-fuer-anfaenger-id2709.
- Yi, Nicole: Extended Foreplay Could Be the Key to Achieving Intense, Full-Body Orgasms. Online unter https://www.popsugar.co.uk/fitness/How-Long-Should-Foreplay-Last-44579833.
- Zamosky, Lisa: Sex: Why Foreplay Matters (Especially for Women). Online unter https://www.webmd.com/sex-relationships/features/sex-why-fore-play-matters-especially-for-women

# *Endnoten*

- 1 Vgl. Shpencer, Noam: The Folly of Frequently Foregoing Foreplay. Online unter https://www.psychologytoday.com/us/blog/insight-therapy/201307/the-folly-frequently-foregoing-foreplay.
- 2 Vgl. Fox, Alix: How to fill six minutes of foreplay to ensure better sex with your partner. Online unter https://www.thesun.co.uk/fabulous/11007874/six-minutes-foreplay-better-sex.
- 3 Vgl. Shpencer, Noam: The Folly of Frequently Foregoing Foreplay. Online unter https://www.psychologytoday.com/us/blog/insight-therapy/201307/the-folly-frequently-foregoing-foreplay.
- 4 Vgl. Holzberg, Oskar: Ode an das Vorspiel. Online unter https://www.brigitte.de/woman/leben-lieben/liebe-sex/das-intimste-am-sex--ode-an-das-vorspiel-10222072.html.
- 5 Vgl. Shpencer, Noam: The Folly of Frequently Foregoing Foreplay. Online unter https://www.psychologytoday.com/us/blog/insight-therapy/201307/the-folly-frequently-foregoing-foreplay.
- 6 Vgl. Holzberg, Oskar: Ode an das Vorspiel. Online unter https://www.brigitte.de/woman/leben-lieben/liebe-sex/das-intimste-am-sex--ode-an-das-vorspiel-10222072.html.
- 7 Vgl. Shpencer, Noam: The Folly of Frequently Foregoing Foreplay. Online unter https://www.psychologytoday.com/us/blog/insight-therapy/201307/the-folly-frequently-foregoing-foreplay.
- 8 Castleman, Michael: Surprise: Men Enjoy – and Want – Foreplay. Online unter https://www.psychologytoday.com/us/blog/all-about-sex/201708/surprise-men-enjoy-and-want-foreplay.
- 9 Vgl. Gray, Jordan: 69 Red Hot Foreplay Tips For A Better Sex Life. Online unter https://www.jordangrayconsulting.com/foreplay-tips.
- 10 Vgl. Mandriota, Morgan: 10 Foreplay Ideas That Can Be Even Hotter Than Penetration. Online unter https://www.shape.com/lifestyle/sex-and-love/best-foreplay-ideas.
- 11 Vgl. Kerner, Ian: Mehr Lust für ihn. Goldmann 2017, Seite 160.
- 12 Vgl. Kerner, Ian: Mehr Lust für ihn. Goldmann 2017, Seite 164.
- 13 Vgl. Clitical.com: 10 Things You Didn't Know About Foreplay. Online unter https://www.kinkly.com/2/745/beyond-missionary/foreplay/10-things-you-didnt-know-about-foreplay.
- 14 Vgl. Shpencer, Noam: The Folly of Frequently Foregoing Foreplay. Online unter https://www.psychologytoday.com/us/blog/insight-therapy/201307/the-folly-frequently-foregoing-foreplay.

- 15 Vgl. N.N.: Vorspiel: Es geht auch ohne – oder etwa nicht? Online unter https://www.rtl.de/cms/vorspiel-es-geht-auch-ohne-oder-etwa-nicht-1498149.html.
- 16 Vgl. Elder, Sean: Sexual Foreplay: What's in It for Men? Online unter https://www.webmd.com/men/features/sexual-foreplay-whats-for-men.
- 17 Vgl. Miller, Andrea: Actual and desired duration of foreplay and intercourse: discordance and misperceptions within heterosexual couples. In: Sex Research Nr. 41, 3/2004, S. 301-309. Online unter https://pubmed.ncbi.nlm.nih.gov/15497058.
- 18 Vgl. Mulhall, John und andere: Importance of and Satisfaction with Sex Among Men and Women Worldwide: Results of the Global Better Sex Survey. In: The Journal of Sexual Medicine Nr. 5, April 2008, S. 788–795. Online unter https://www.jsm.jsexmed.org/article/S1743-6095(15)31996-2/fulltext.
- 19 Vgl. N.N.: Studie zeigt: Diese Art von Sex mögen Männer am liebsten. Online unter https://www.brigitte.de/liebe/sex-flirten/sex--maennern-ist-streicheln-wichtiger-als-frauen-11720936.html.
- 20 Vgl. N.N.: Die besten Ideen für die Ouvertüre. Online unter https://www.fitforfun.de/sex-soul/lust/vorspiel-varianten-die-besten-tipps-fuer-die-ouvertuere-aid-8651.html.
- 21 Vgl. Castleman, Michael: Surprise: Men Enjoy – and Want – Foreplay. Online unter https://www.psychologytoday.com/us/blog/all-about-sex/201708/surprise-men-enjoy-and-want-foreplay.
- 22 Vgl. Fox, Alix: How to fill six minutes of foreplay to ensure better sex with your partner. Online unter https://www.thesun.co.uk/fabulous/11007874/six-minutes-foreplay-better-sex.
- 23 Vgl. Jameson, Sean: 4 Crazy-Kinky Games That Will Drive You Both WILD. Online unter https://www.yourtango.com/experts/sean-jameson/foreplay-games.
- 24 Vgl. Wittheck, Mila: Die schärfsten Vorspiel-Techniken, die Frauen wirklich wild machen. Online unter https://www.menshealth.de/sex/fingerspitzengefuehl-beim-vorspiel.
- 25 Vgl. Villiness, Zawn: Everything you need to know about erogenous zones. Online unter https://www.medicalnewstoday.com/articles/erogenous-zones sowie
- Sifferlin, Alexandra: The Most Erogenous Parts of the Female Body, Ranked By Science. Online unter https://time.com/98088/the-most-erogenous-parts-of-the-female-body-ranked-by-science.
- 26 Vgl. German, Ashley: This Is the Spot Where You Want to Be Touched Most During Foreplay. Online unter https://www.womenshealthmag.com/sex-and-love/a19956534/womens-favorite-erogenous-zones.
- 27 Vgl. German, Ashley: This Is the Spot Where You Want to Be Touched Most During

Foreplay. Online unter https://www.womenshealthmag.com/sex-and-love/a19956534/womens-favorite-erogenous-zones.

- 28 Vgl. Azodi, Mina und andere: 15 Body Parts You Should Never Ignore During Foreplay. Online unter https://www.cosmopolitan.com/sex-love/a3065/best-foreplay-tips-1109.
- 29 Vgl. Cane, William: The Art of Kissing. St. Martin's Griffin 2004, zitiert ohne Seitenangabe in Hoffmann, Arne: Romantischer Sex. Passion Publishing 2010, S. 101–110.
- 30 Vgl. Baum, Isadora: 6 Erogenous Zones You Need to Pay More Attention to During Sex. Online unter https://www.health.com/sex/erogenous-zones.
- 31 Vgl. Krischer, Hayley: 7 Awesome Erogenous Zones. Online unter https://www.webmd.com/sex-relationships/features/7-awesome-erogenous-zones.
- 32 Vgl. Baum, Isadora: 6 Erogenous Zones You Need to Pay More Attention to During Sex. Online unter https://www.health.com/sex/erogenous-zones.
- 33 Hsieh, Carina und Andrews, Taylor: 29 Hot Spots on a Man's Body You Should Definitely Know About. Online unter https://www.cosmopolitan.com/sex-love/a2299/9-triggers sowie Azodi, Mina und andere: 15 Body Parts You Should Never Ignore During Foreplay. Online unter https://www.cosmopolitan.com/sex-love/a3065/best-foreplay-tips-1109.
- 34 Eventuell auch Angehörige des eigenen Geschlechts; über die Wirkung von Sexualduftstoffen auf Homosexuelle liegen mir keine Informationen vor.
- 35 Vgl. Amante, Chase: Where to Touch on Her Body Before You Get to Foreplay. Online unter https://www.girlschase.com/content/where-touch-her-body-you-get-foreplay, bei Übersetzung gekürzt.
- 36 Vgl. Chase, Elle: Three Erotic Places to Stimulate a Man Other Than His Genitals. Online unter https://www.kinkly.com/2/8217/sex-tips/foreplay/three-erotic-places-to-stimulate-a-man-other-than-his-genitals, bei Übersetzung gekürzt.
- 37 Vgl. Norling, Hannah: 5 Little-Known Erogenous Zones That Can Bring You More Pleasure During Sex. Online unter https://www.health.com/sex/secret-erogenous-zones.
- 38 Vgl. Azodi, Mina und andere: 15 Body Parts You Should Never Ignore During Foreplay. Online unter https://www.cosmopolitan.com/sex-love/a3065/best-foreplay-tips-1109.
- 39 Vgl. Krischer, Hayley: 7 Awesome Erogenous Zones. Online unter https://www.webmd.com/sex-relationships/features/7-awesome-erogenous-zones.
- 40 Vgl. Amante, Chase: Where to Touch on Her Body Before You Get to Foreplay. Online unter https://www.girlschase.com/content/where-touch-her-body-you-get-foreplay, bei Übersetzung gekürzt.

- 41 Vgl. Chase, Elle: Three Erotic Places to Stimulate a Man Other Than His Genitals. Online unter https://www.kinkly.com/2/8217/sex-tips/foreplay/three-erotic-places-to-stimulate-a-man-other-than-his-genitals, bei Übersetzung gekürzt.
- 42 Vgl. Sharkey, Lorelei und Taylor, Emma: The Big Bang. Plume 2003, S. 28 sowie N.N.: Not Just a FootJob: 14 Foot Foreplay Ideas To Find Your Feet. Online unter https://worldblog.mysteryvibe.com/blogs/learn/footjob-14-foot-foreplay-ideas.
- 43 Vgl. Hsieh, Carina und Andrews, Taylor: 29 Hot Spots on a Man's Body You Should Definitely Know About. Online unter https://www.cosmopolitan.com/sex-love/a2299/9-triggers.
- 44 Vgl. Azodi, Mina und andere: 15 Body Parts You Should Never Ignore During Foreplay. Online unter https://www.cosmopolitan.com/sex-love/a3065/best-foreplay-tips-1109.
- 45 Vgl. Amante, Chase: Where to Touch on Her Body Before You Get to Foreplay. Online unter https://www.girlschase.com/content/where-touch-her-body-you-get-foreplay, bei Übersetzung gekürzt.
- 46 Vgl. Hsieh, Carina und Andrews, Taylor: 29 Hot Spots on a Man's Body You Should Definitely Know About. Online unter https://www.cosmopolitan.com/sex-love/a2299/9-triggers.
- 47 Vgl. Hickey, Jim: Eau de Pumpkin: For Men Pumpkin Is a Real Turn-On. Online unter https://abcnews.go.com/Health/MindMoodResourceCenter/sexually-arousing-smells-pumpkin/story?id=12226715 sowie Hirsch, Alan und Gruss, Jason: Human Male Response to Olfactory Stimuli. Online veröffentlicht unter https://aanos.org/human-male-sexual-response-to-olfactory-stimuli/.
- 48 Vgl. Marshall, Mallika: A placebo can work even when you know it's a placebo. Online unter https://www.health.harvard.edu/blog/placebo-can-work-even-know-placebo-201607079926.
- 49 Vgl. Hoffmann, Arne: Romantischer Sex. Passion Publishing 2010, S. 98.
- 50 Vgl. https://www.jean-puetz-produkte.de/Infothek/rezepte/baeder.
- 51 Vgl. Inkeles, Gordon: Sensual Massage for Couples. Arcata Arts 2002, S. 20.
- 52 Vgl. Röller, Nina: Darum solltest du mehr Sexting betreiben. Online unter https://www.desired.de/liebe/sex/vorspiel/darum-solltest-du-mehr-sexting-betreiben.
- 53 Vgl. https://www.jordangrayconsulting.com/ultimate-sexting-guide.
- 54 Einen guten Überblick bietet der Wikipedia-Eintrag https://de.wikipedia.org/wiki/Sex-positiver_Feminismus.
- 55 Vgl. Astroglide Team: 10 Tips for Watching Porn With Your Partner. Online unter https://astroglide.com/blog/5-tips-for-watching-porn-with-your-partner.

- 56 Vgl. N.N.: How to Watch Porn Together. Online unter https://www.forhers.com/blog/how-to-watch-porn-together.
- 57 Ein gelungenes Buch zu diesem Thema mit weiteren Statistiken über die Beliebtheit erotischer Filme beim weiblichen Geschlecht stammt von der Sozialwissenschaftlerin Corinna Rückert: Die neue Lust der Frauen: Vom entspannten Umgang mit der Pornographie. Rowohlt 2004.
- 58 Vgl. Gainsburg, Marissa: Why Watching Porn Is The Hottest Thing You Can Do With Your Partner. Online unter https://www.womenshealthmag.com/sex-and-love/a19950075/watching-porn-together.
- 59 Vgl. N.N.: Women Are Way More Into Porn Than Many Think, Suggests Survey. Online unter https://www.huffpost.com/entry/women-and-porn-survey-ann-summers-sex_n_4297183.
- 60 Vgl. N.N.: Women Are Way More Into Porn Than Many Think, Suggests Survey. Online unter https://www.huffpost.com/entry/women-and-porn-survey-ann-summers-sex_n_4297183
- 61 Vgl. De Cadenet, Amanda: More Women Watch (and Enjoy) Porn Than You Ever Realized: A Marie Claire Study. Online unter https://www.marieclaire.com/sex-love/a16474/women-porn-habits-study.
- 62 Vgl. für den erwähnten Cosmopolitan-Artikel N.N.: How watching porn together makes these 8 couples' sex lives better. Online unter https://www.cosmopolitan.com/uk/love-sex/sex/a12843419/watching-porn-together. Der Beitrag selbst bezog sich auf Äußerungen in einem Reddit-Forum unter https://www.reddit.com/r/sex/comments/75w88r/couples_who_watch_porn_together_what_are_the/doa6szt.
- 63 Vgl. zu sämtlichen Tipps zum Pornoschauen Astroglide Team: 10 Tips for Watching Porn With Your Partner. Online unter https://astroglide.com/blog/5-tips-for-watching-porn-with-your-partner sowie N.N.: How to Watch Porn Together. Online unter https://www.forhers.com/blog/how-to-watch-porn-together sowie Held, Markham: How to Watch Porn Together. Online unter https://www.shape.com/lifestyle/sex-and-love/how-watch-porn-together sowie Drucker, Ali: How To Watch Porn As A Couple. Online unter https://www.refinery29.com/en-us/couples-watching-porn-together.